This Book Belong To

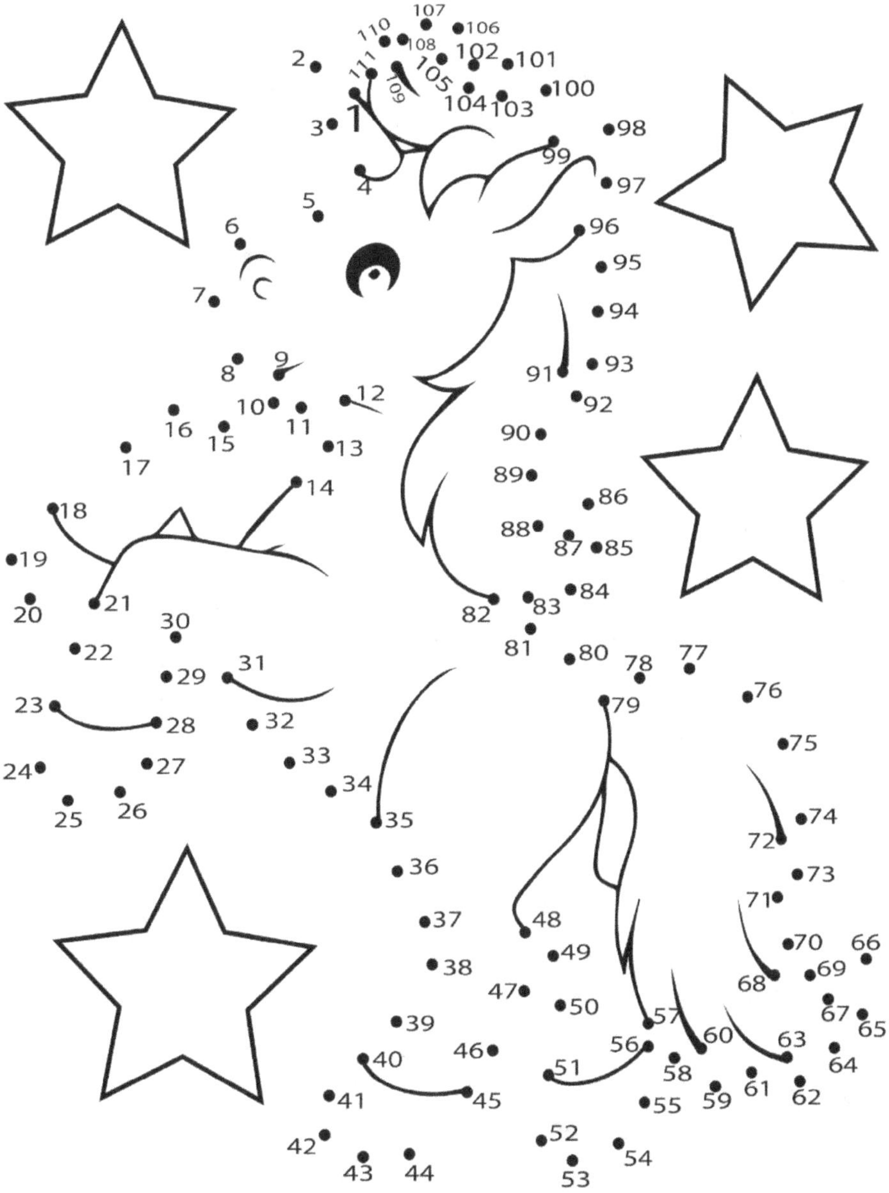

2•

107
110 •108 •106
111 •105 102 101
109 104 103 •100

3• 1
4 99 •98
5• •97
6• 96
7• •95
•94
8 9
10 12 91 93
16 11 92
15 13 90•
17 14 89•
18 88• 86
19 87• 85
20 21 84
22 30 82 83
29 31 81 80 78 77
23 28 32 79 76
24 27 33 75
25 26 34 74
35 72 73
36 71
37 48 70 66
38 49 68 69
39 47 50 57 67 65
40 46 56 60 63 64
41 45 51 58 59 61 62
42 55
43 44 52 54
53

test your color

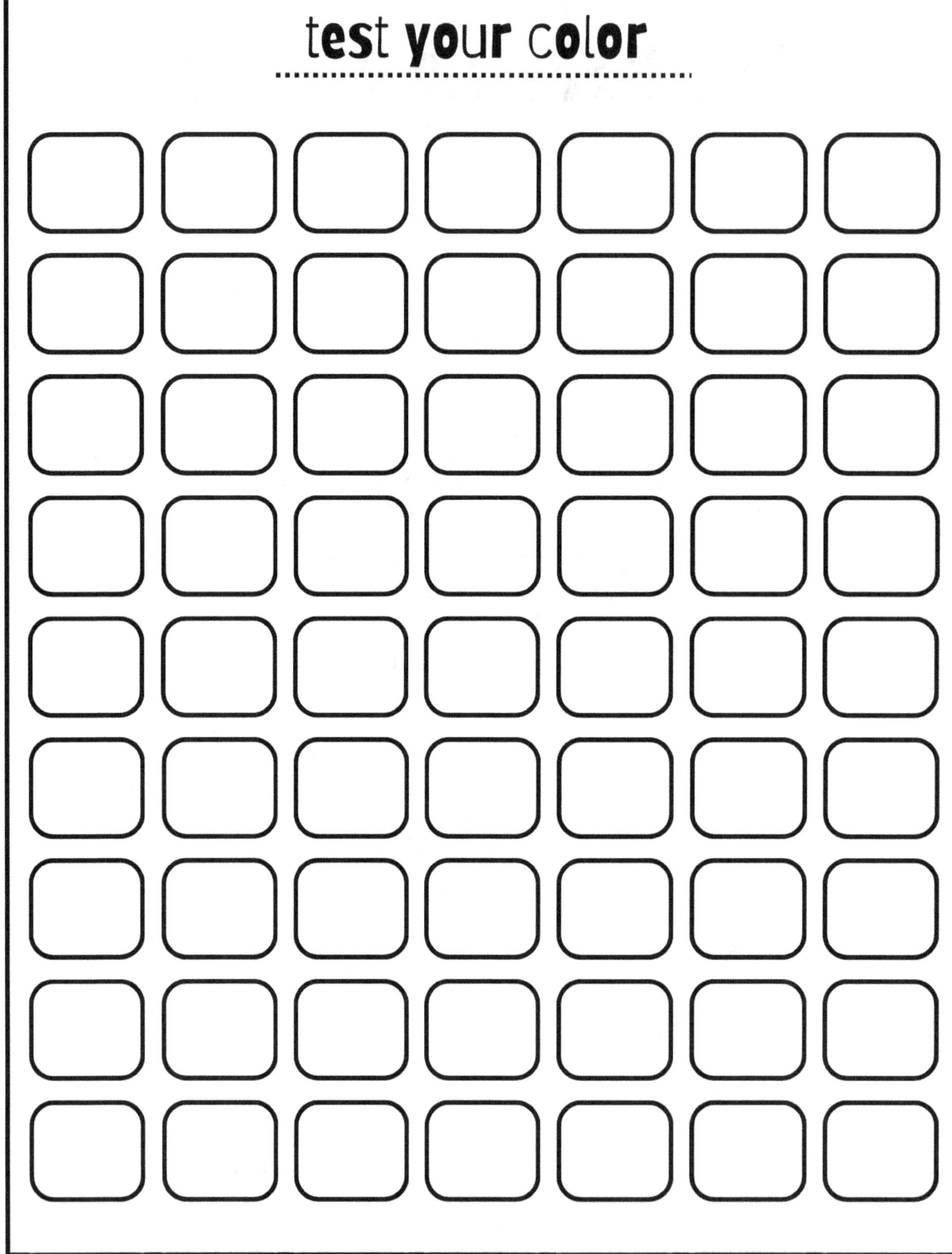

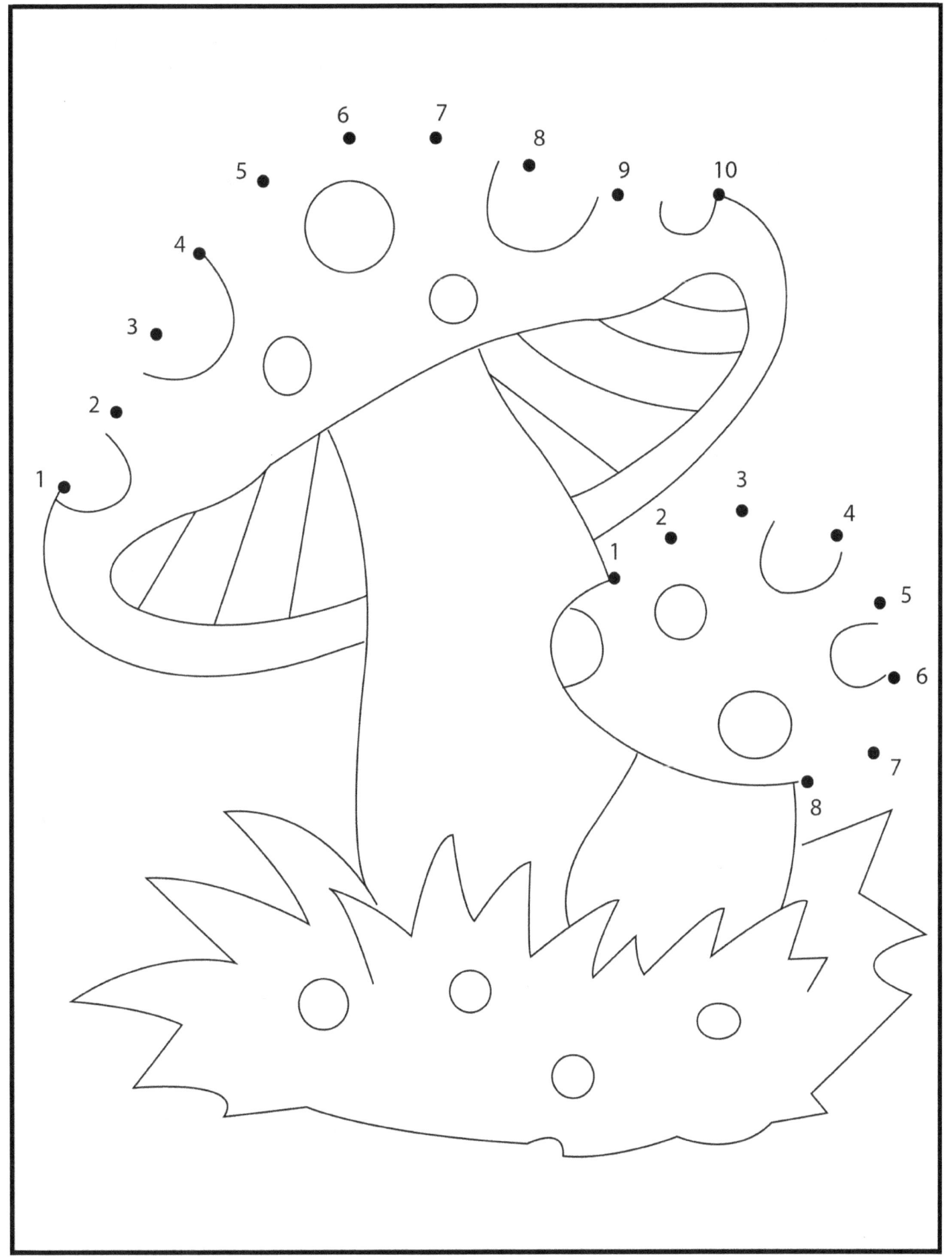

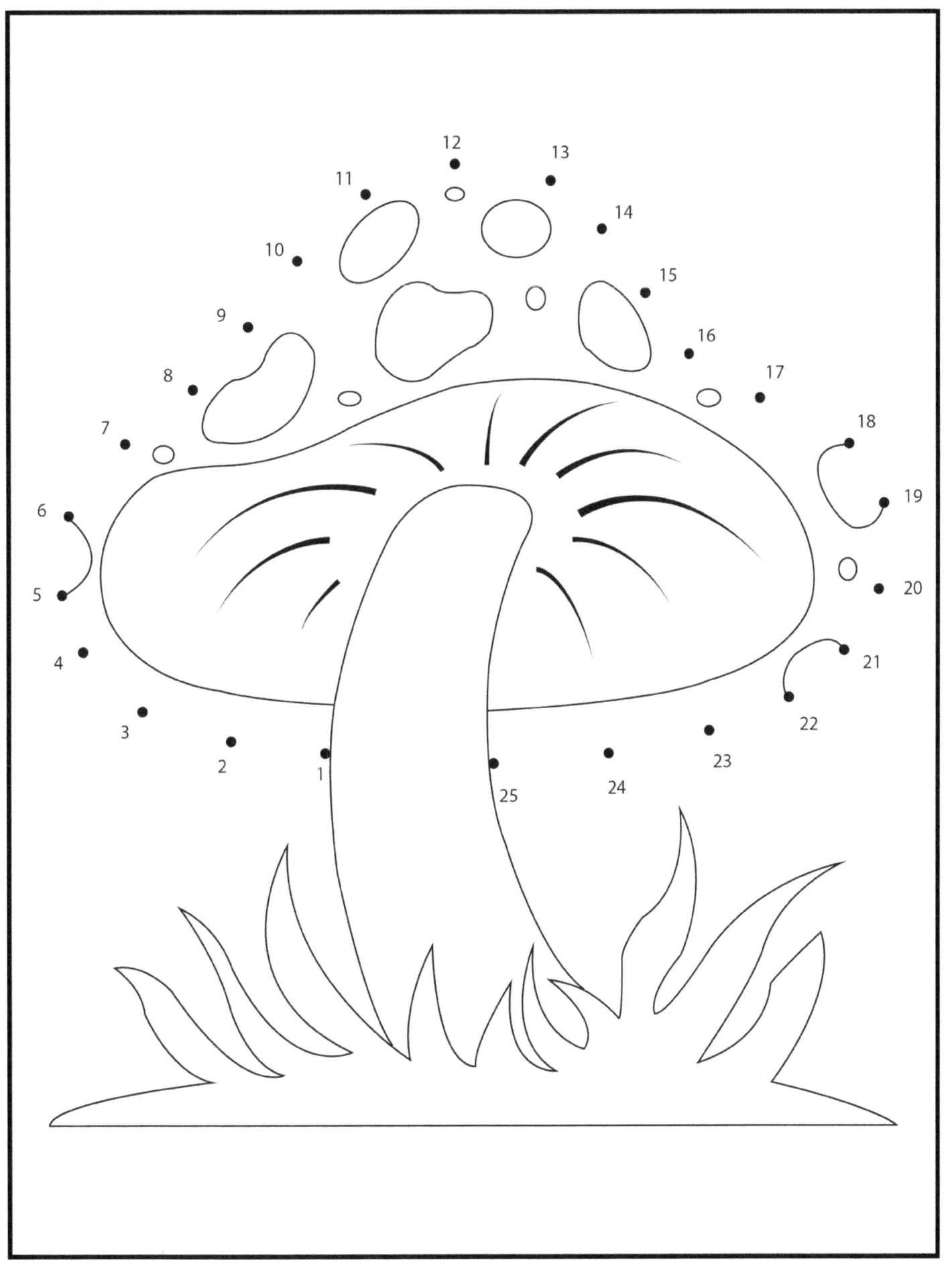

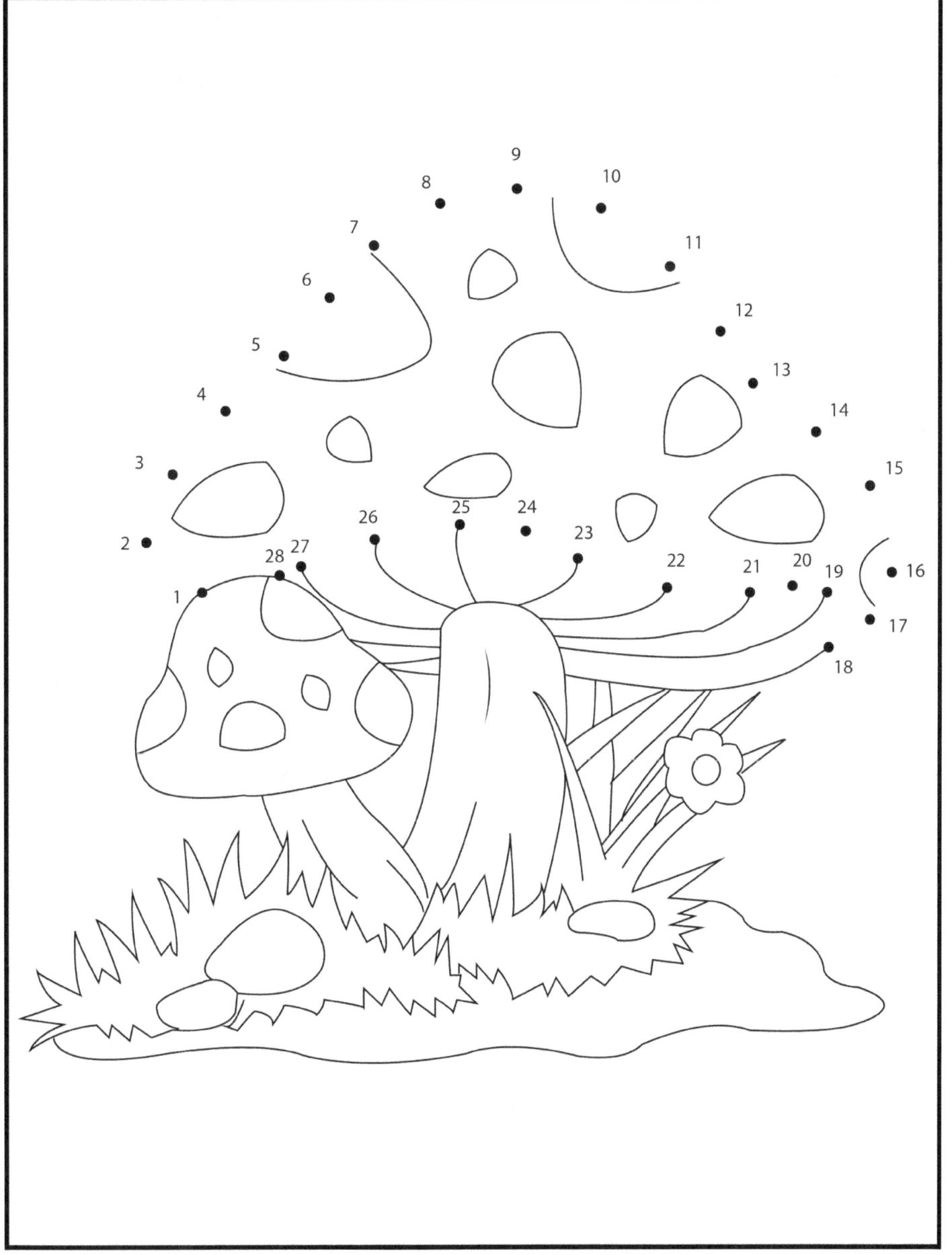

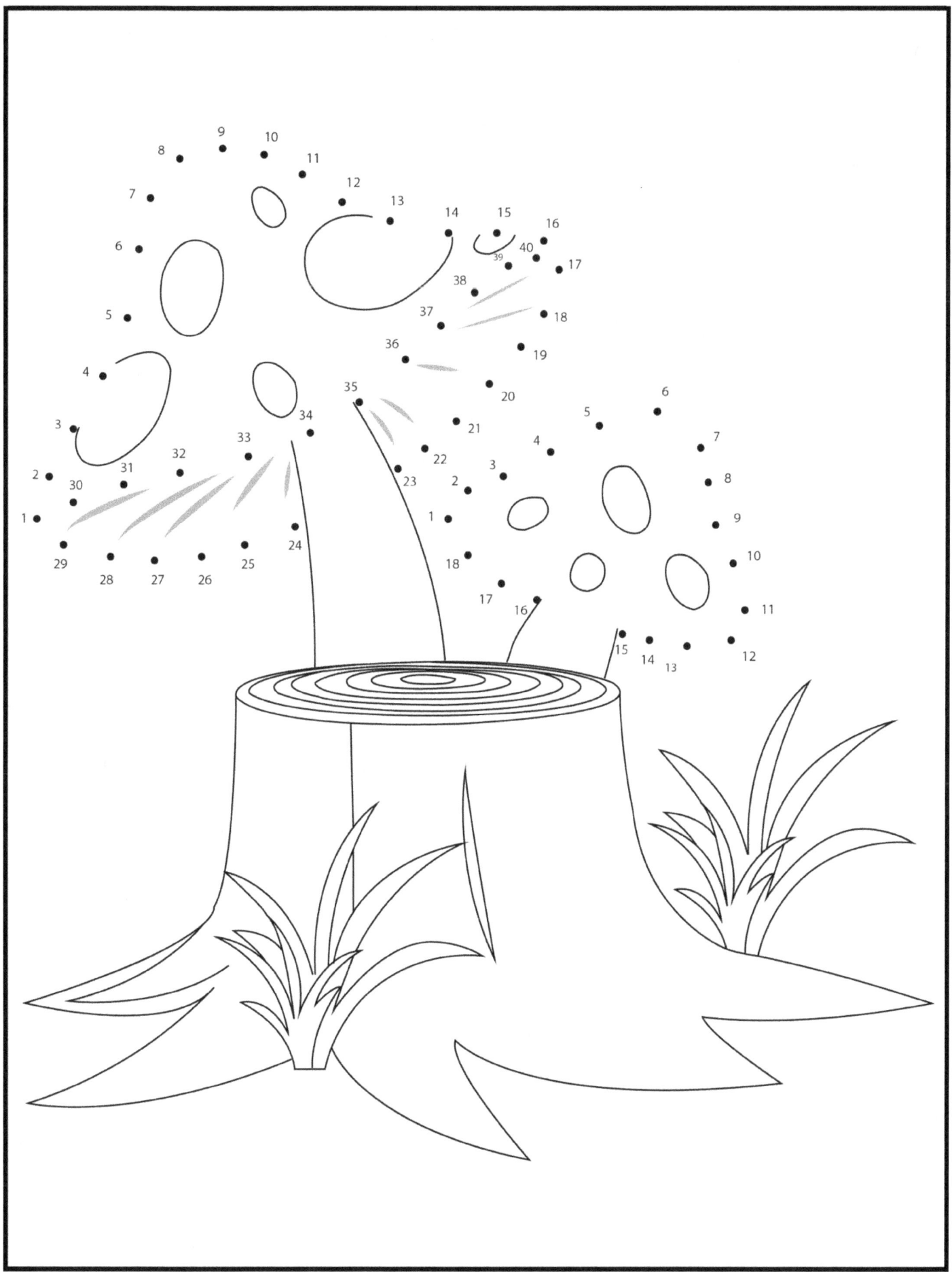

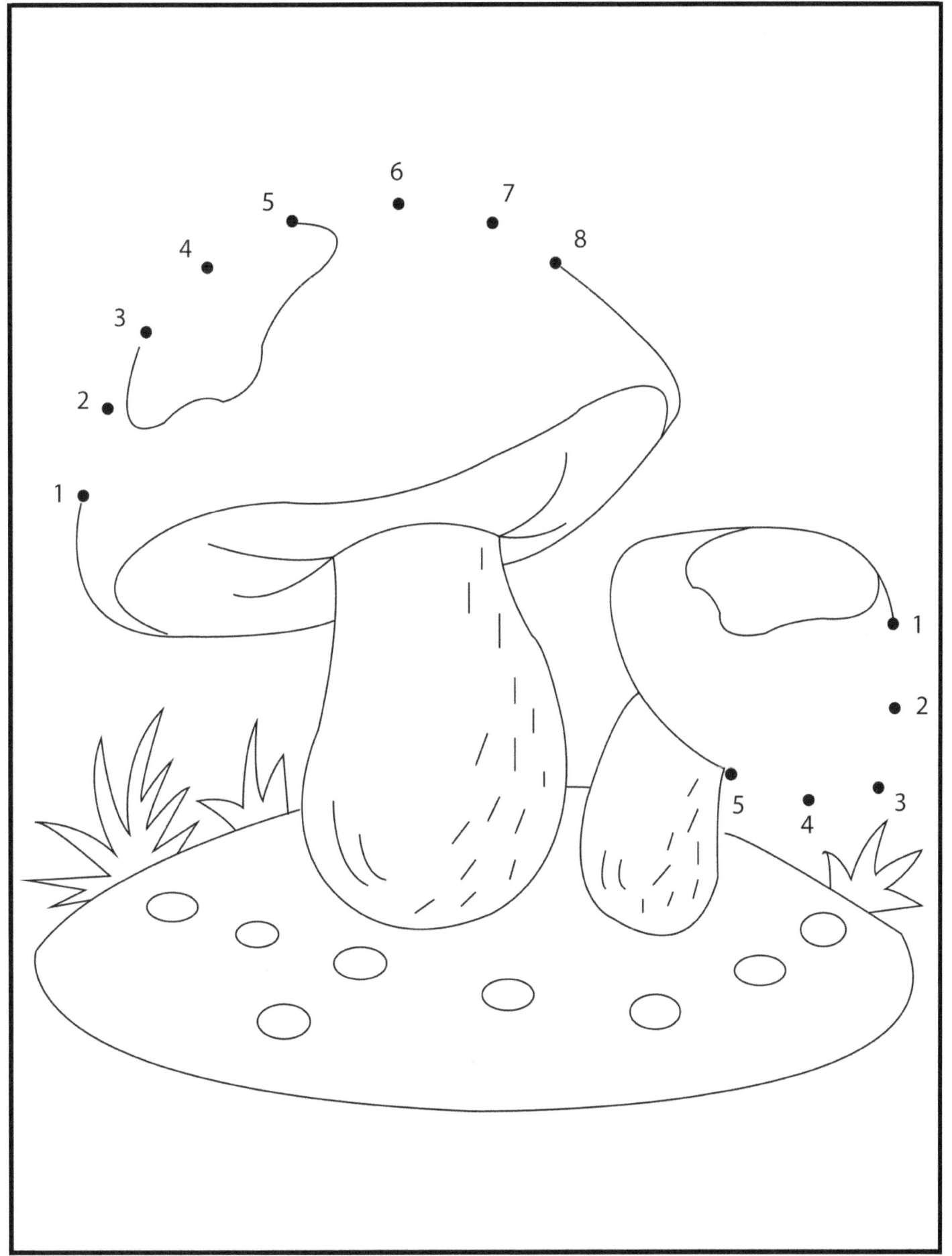

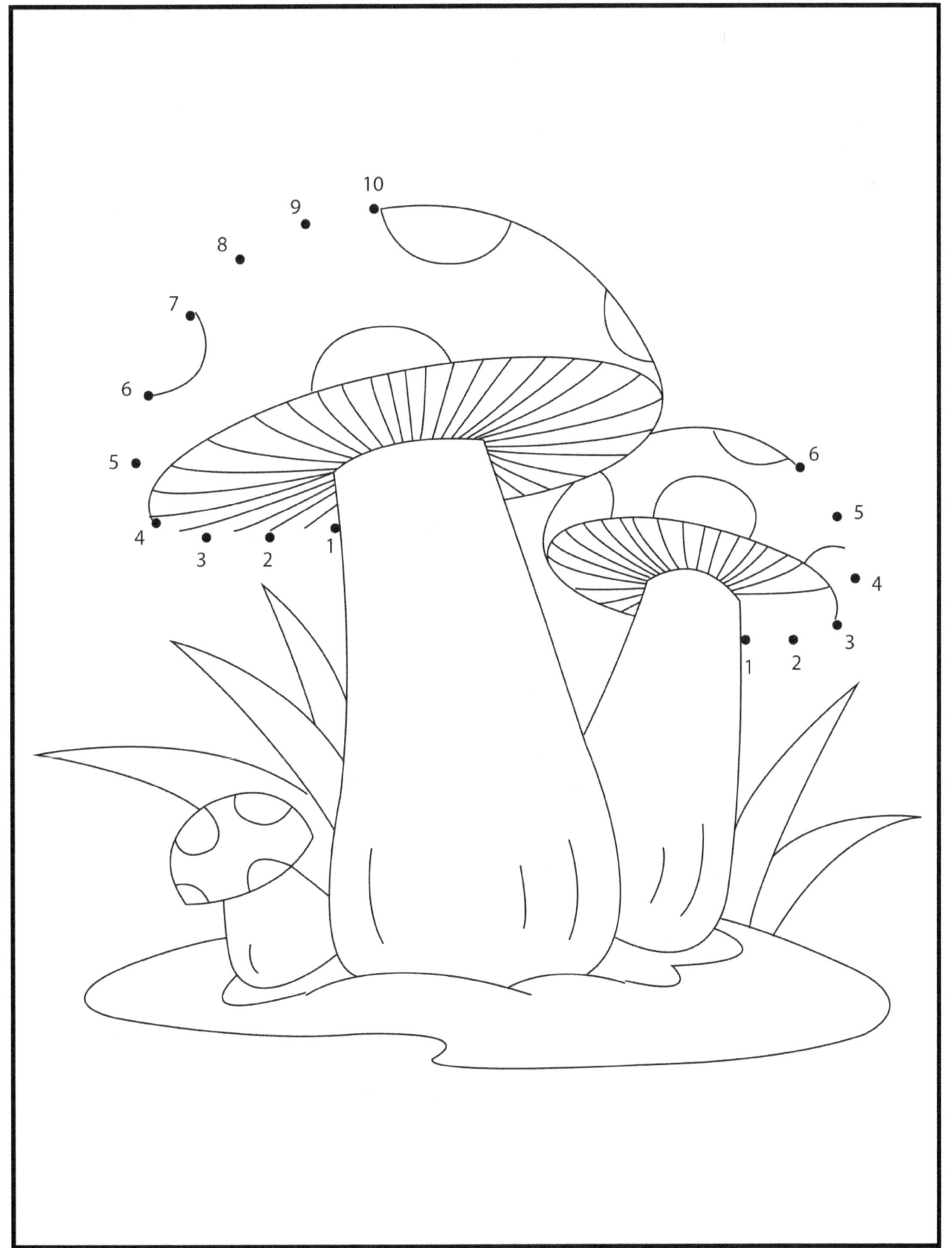

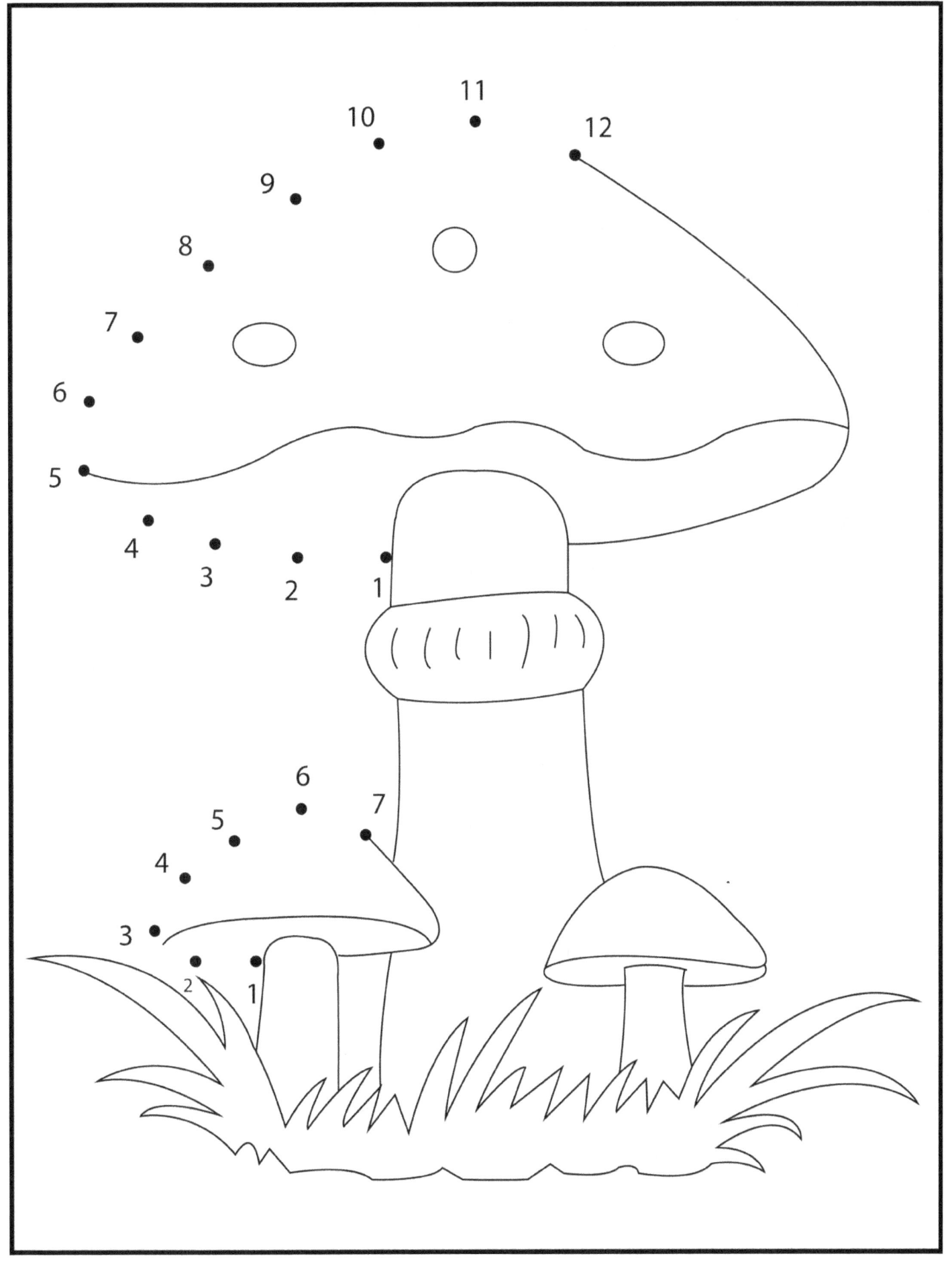

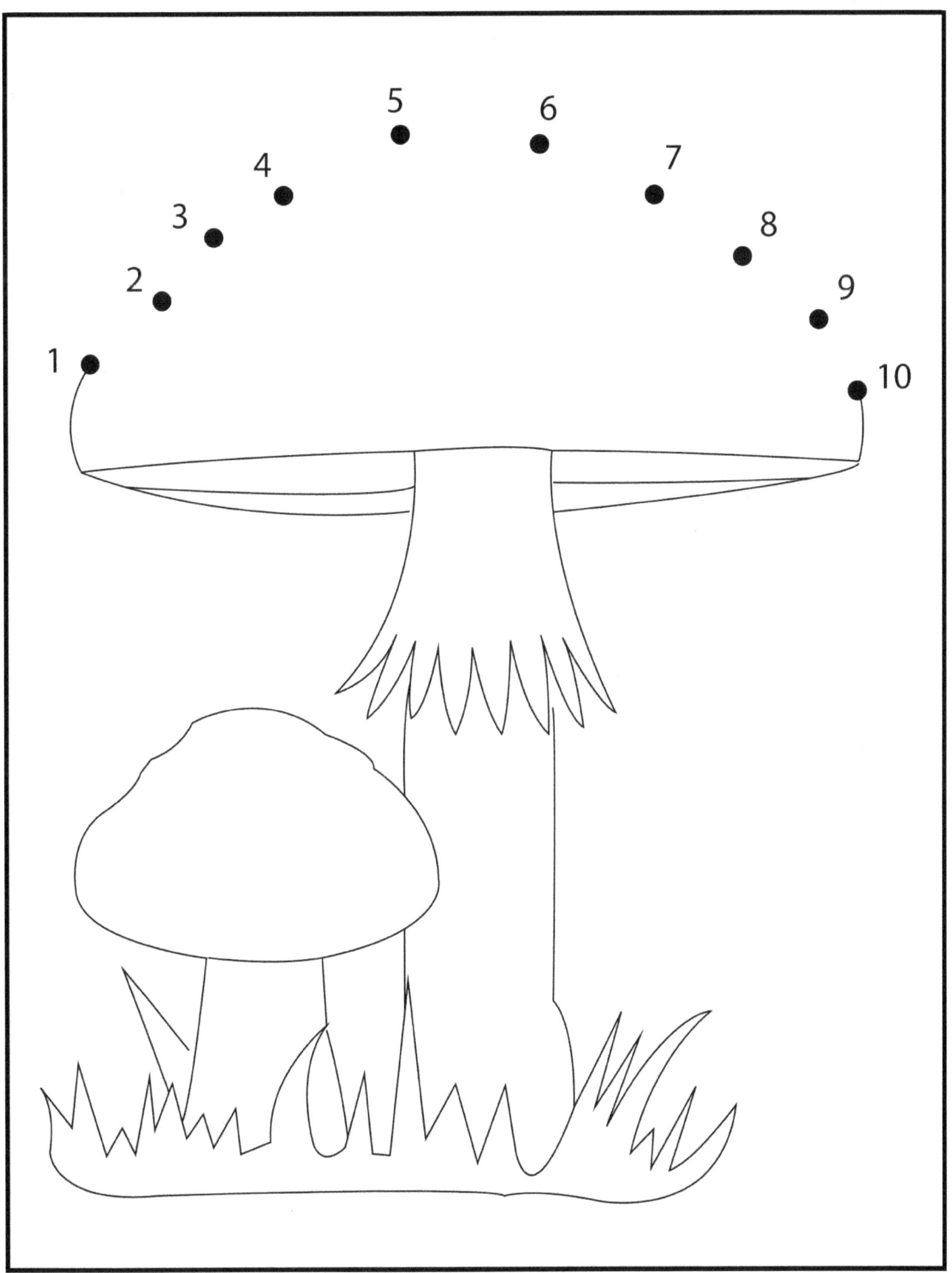

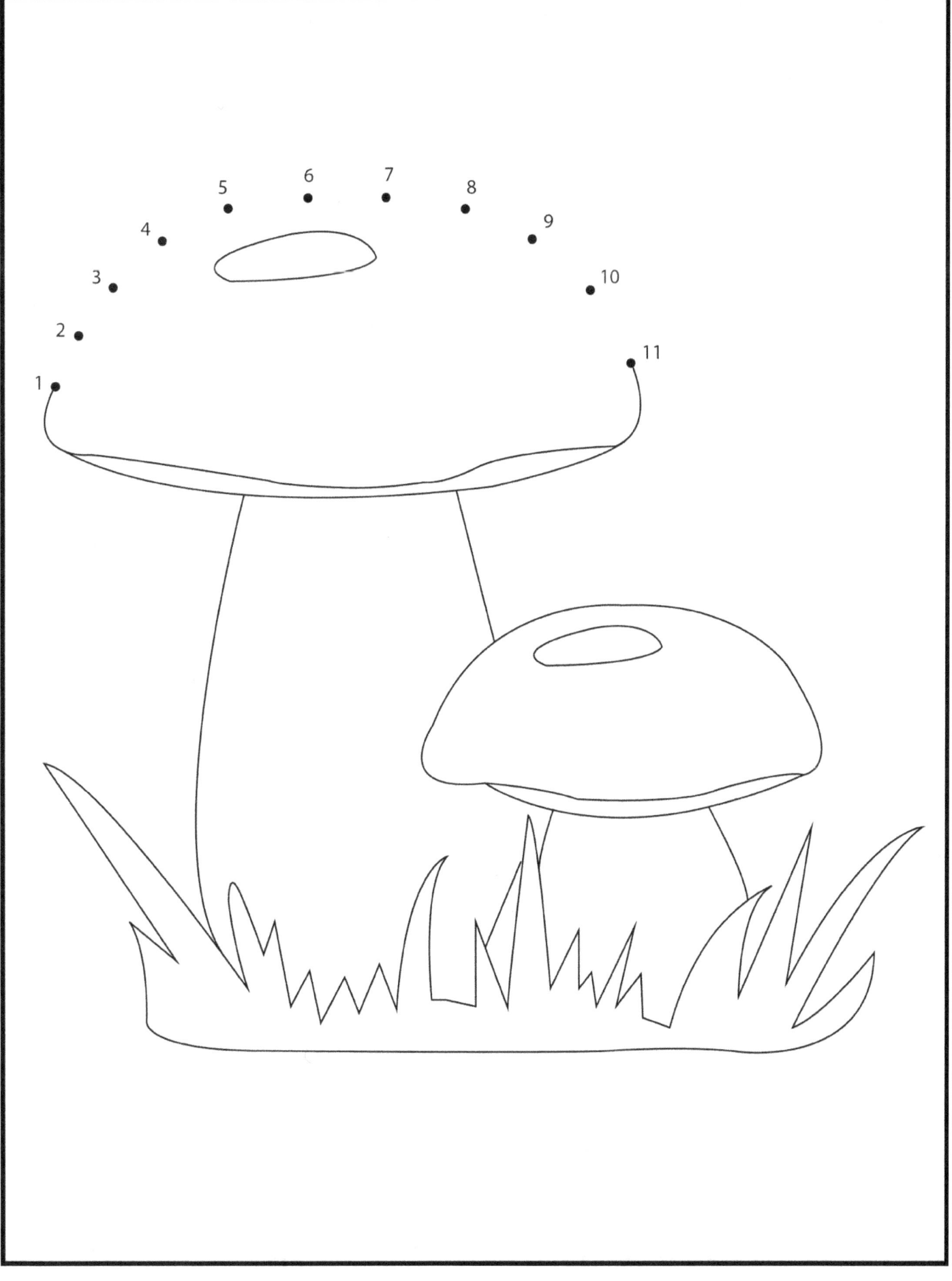

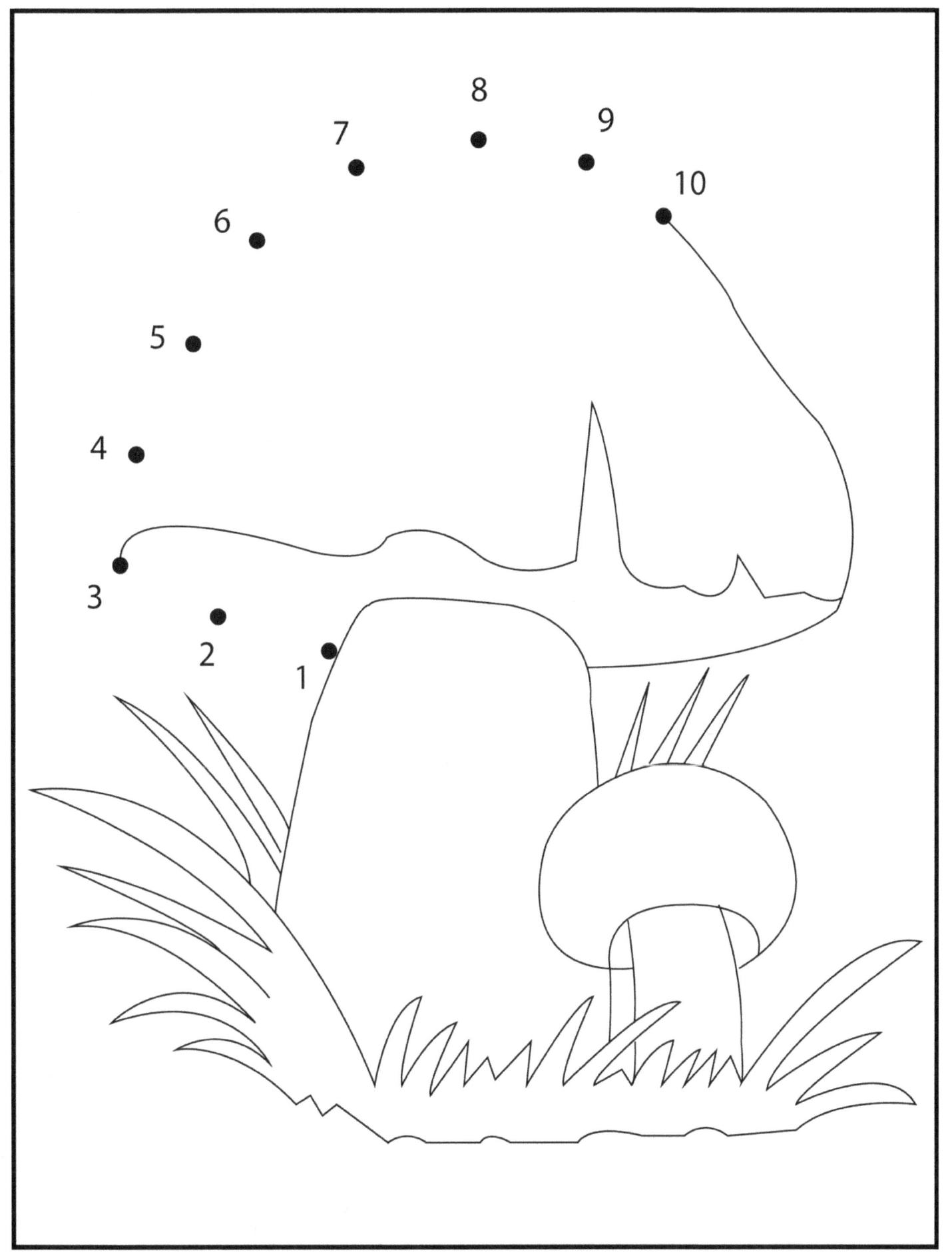

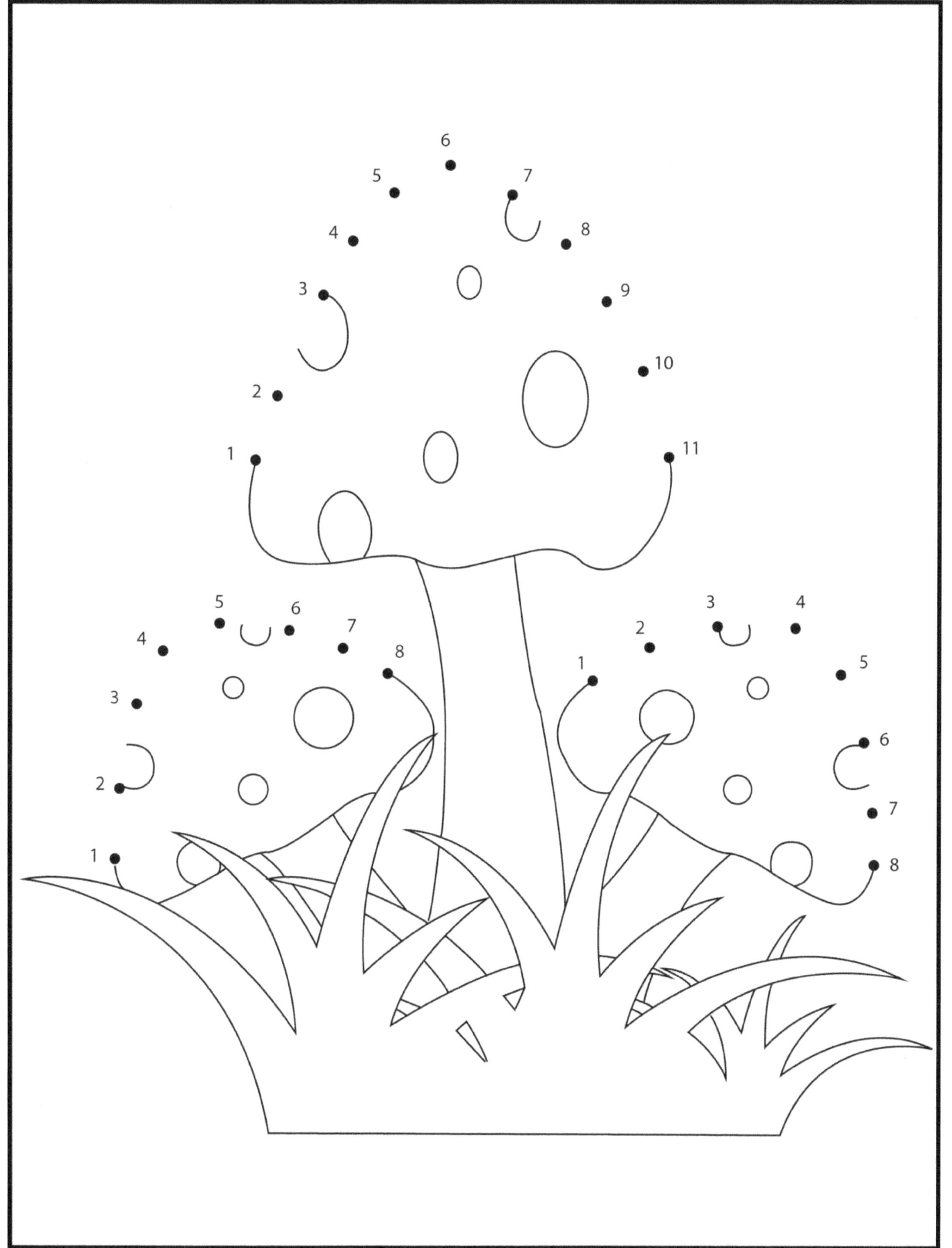

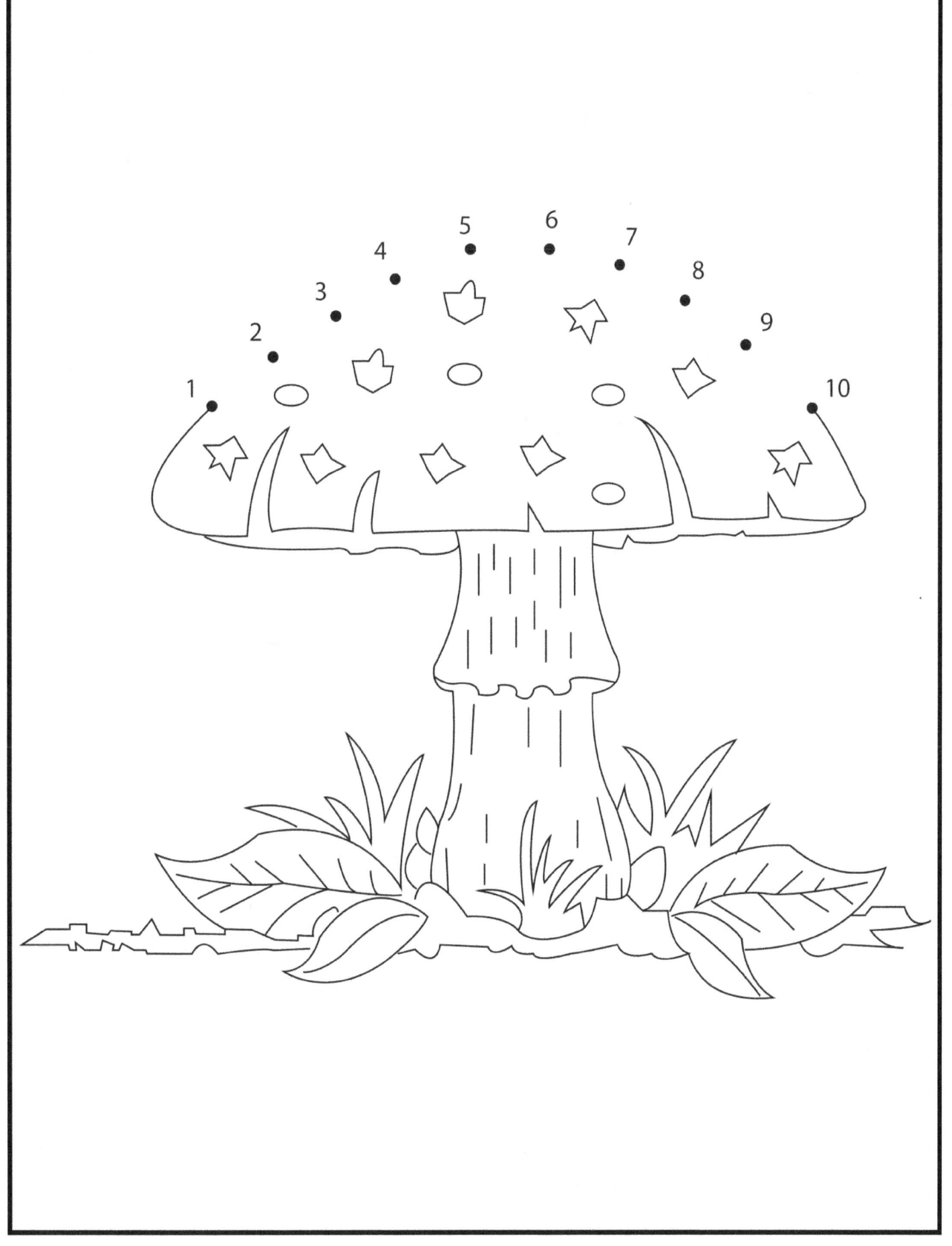

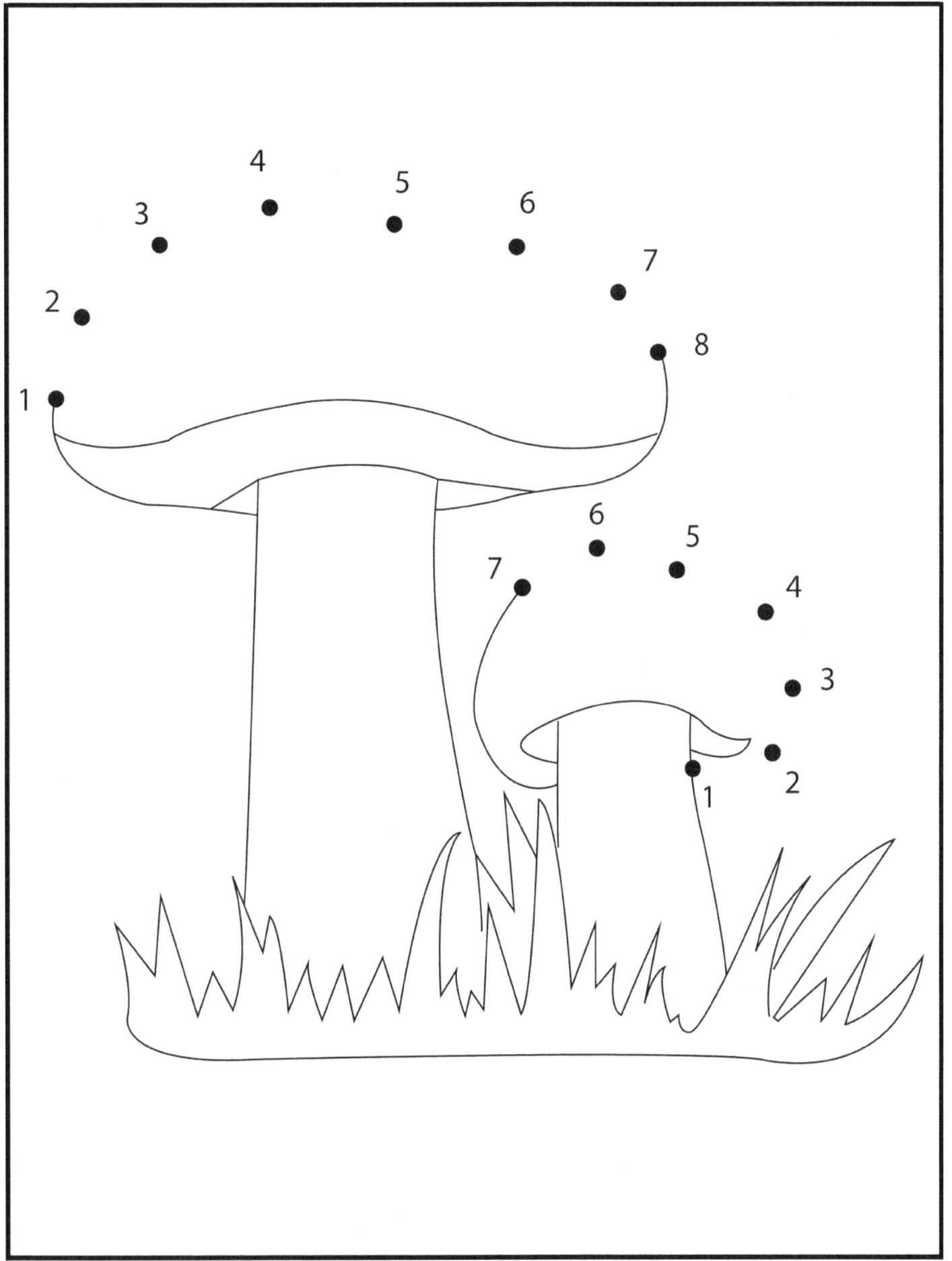

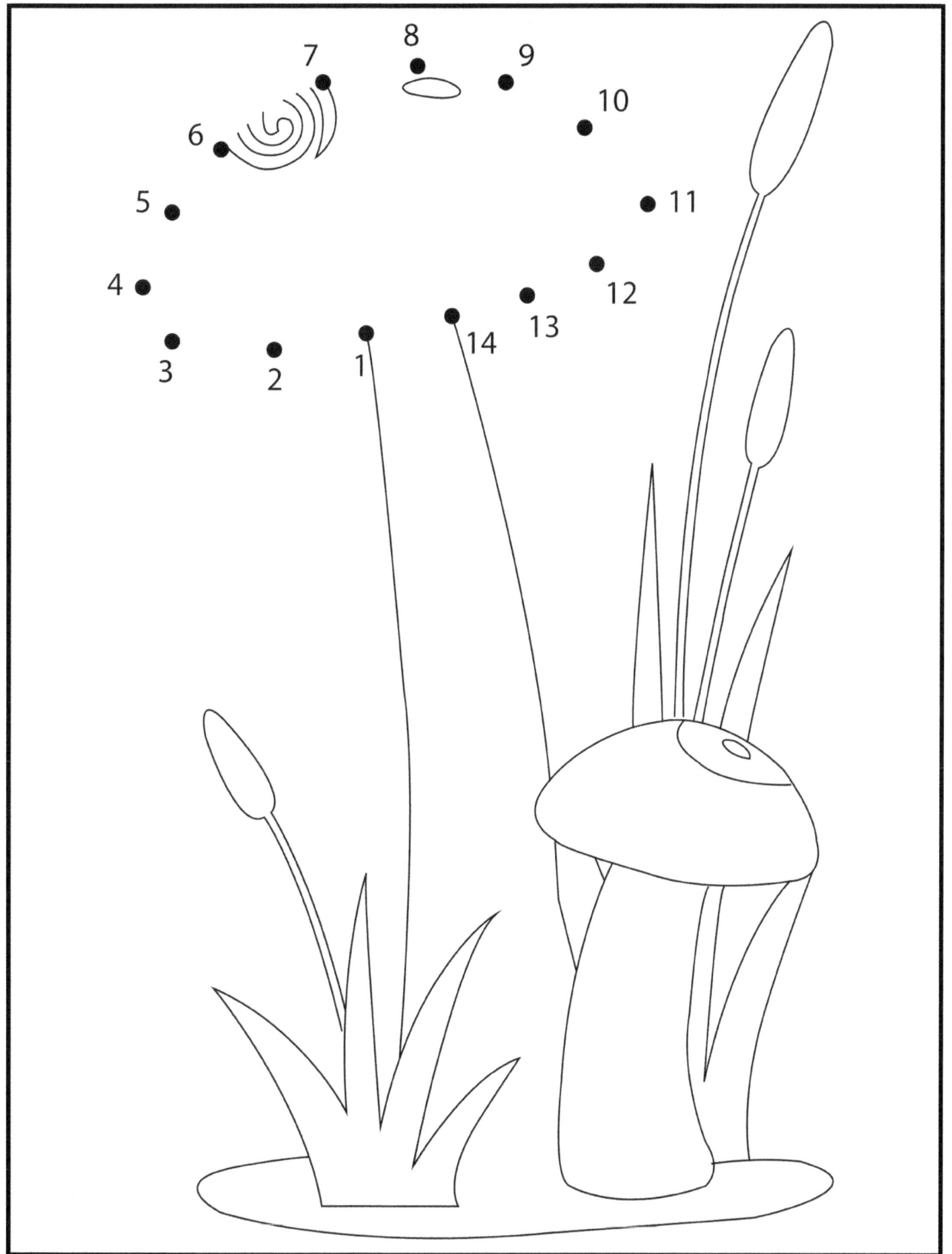

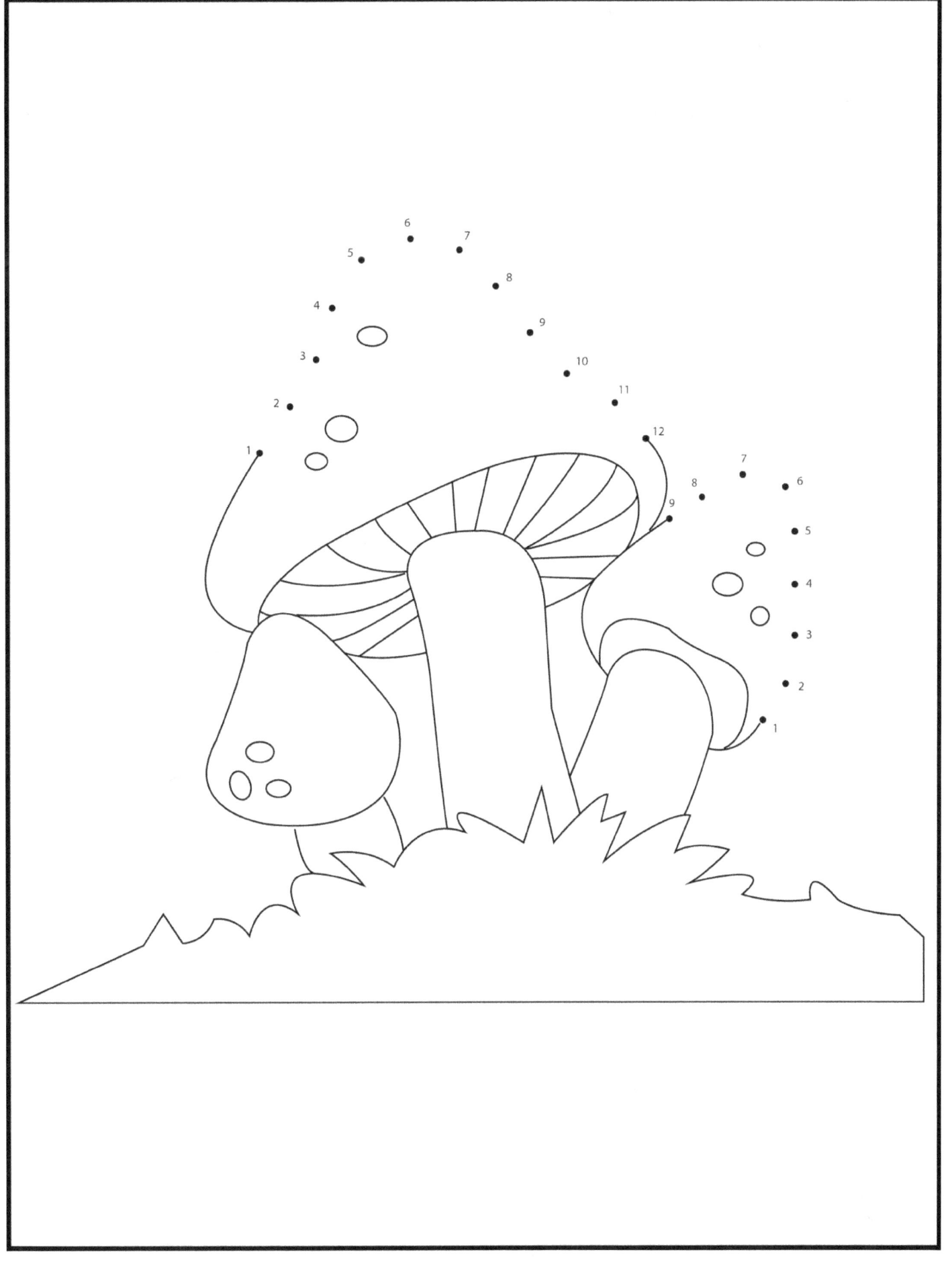

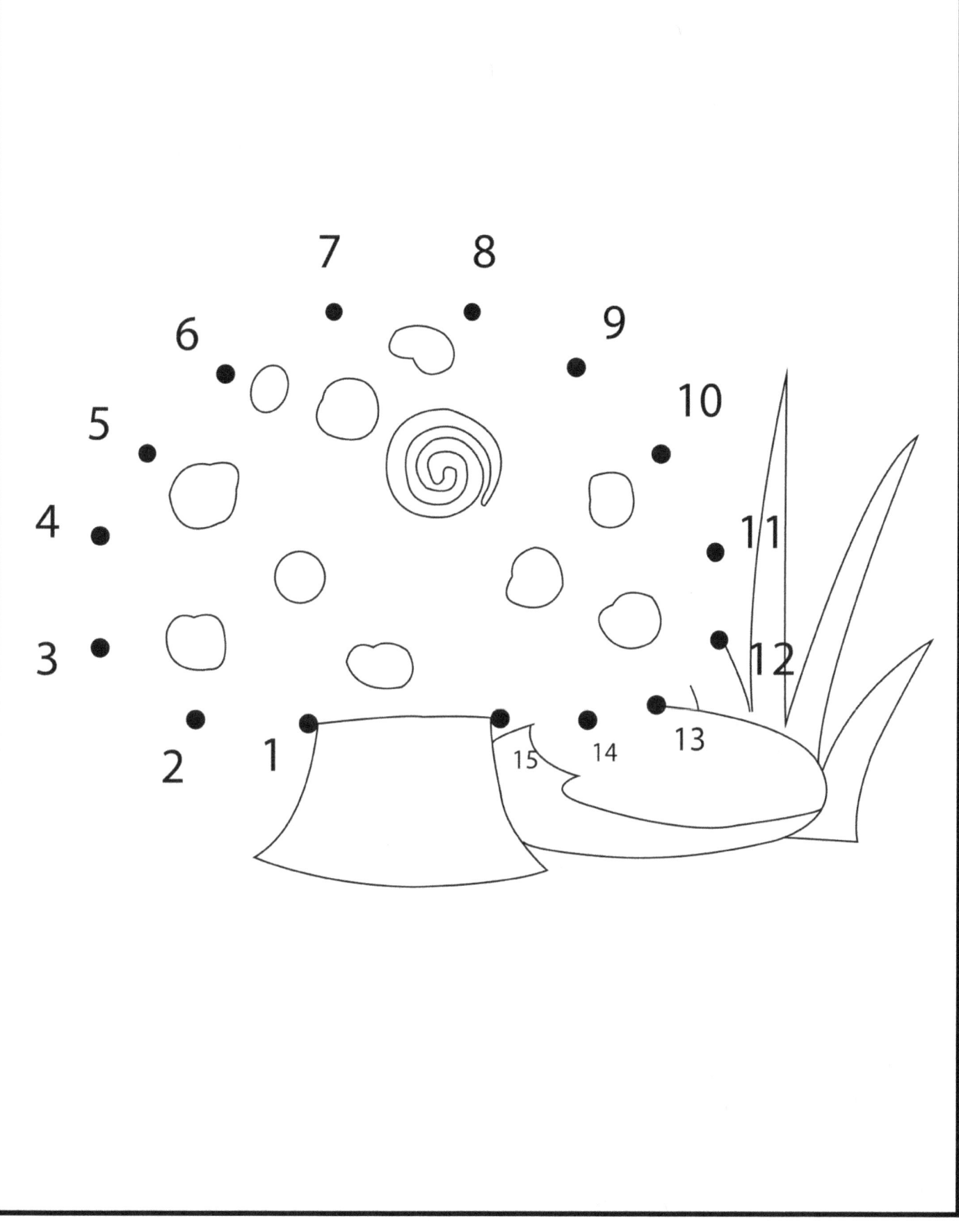

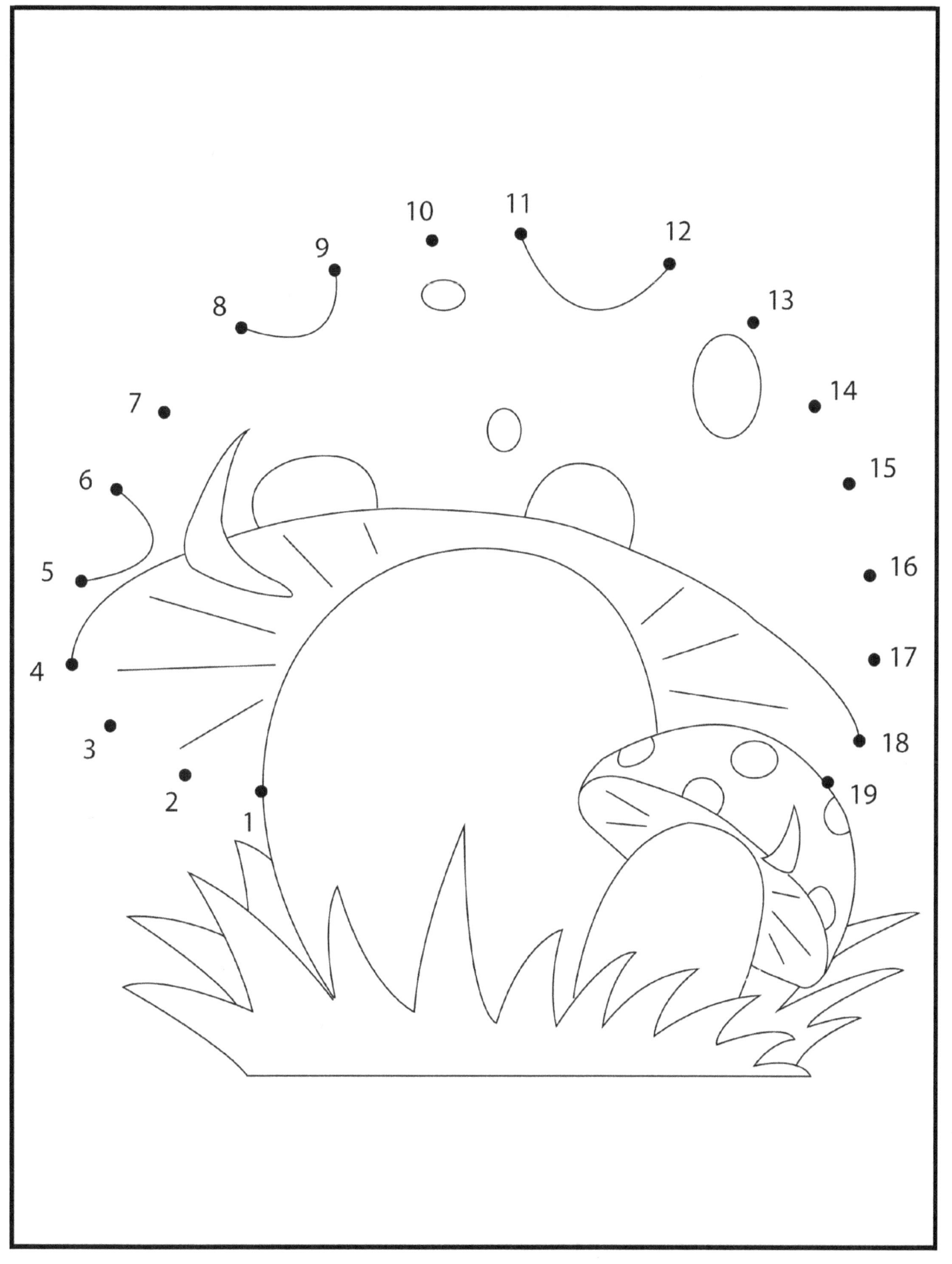

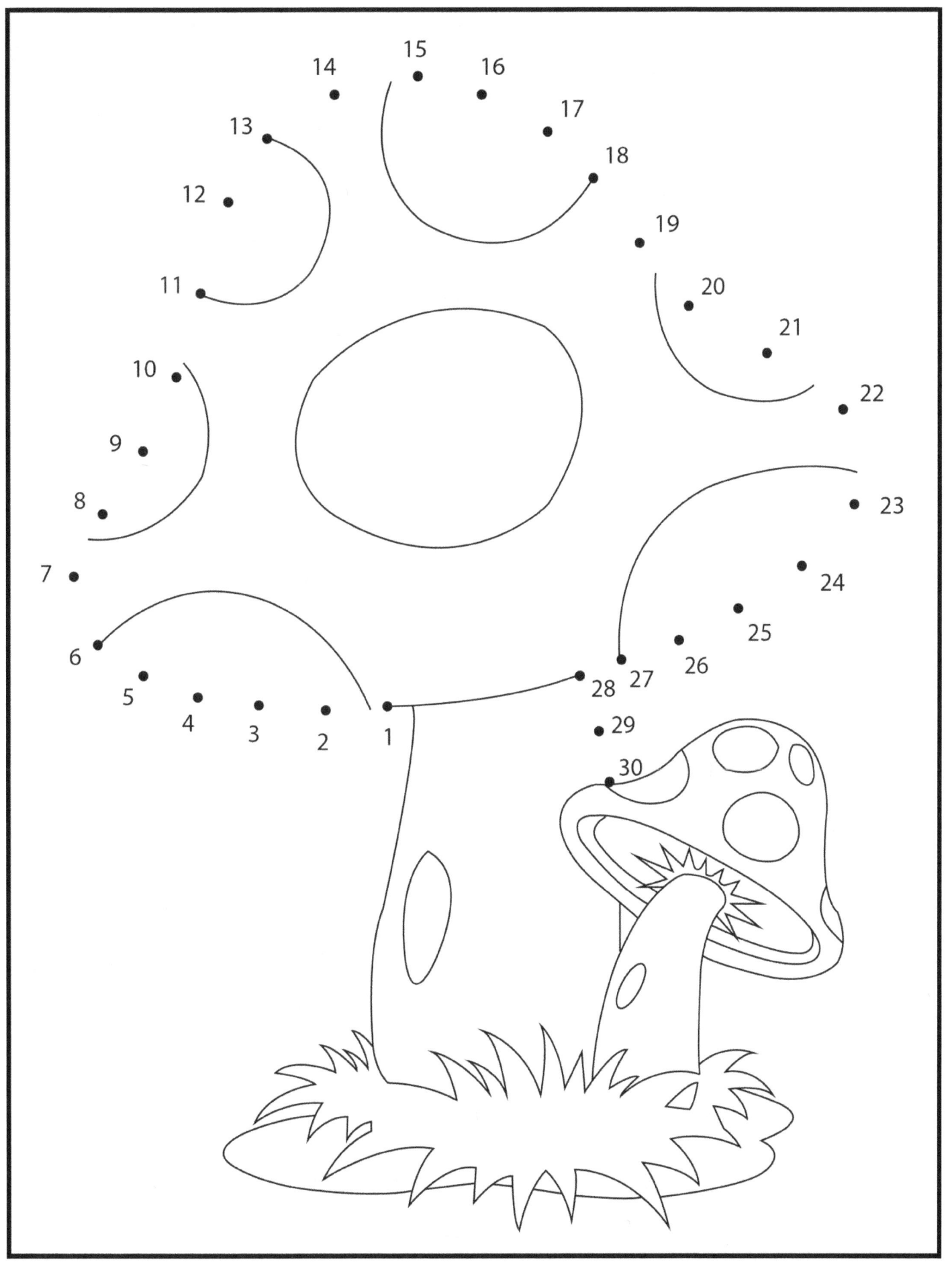

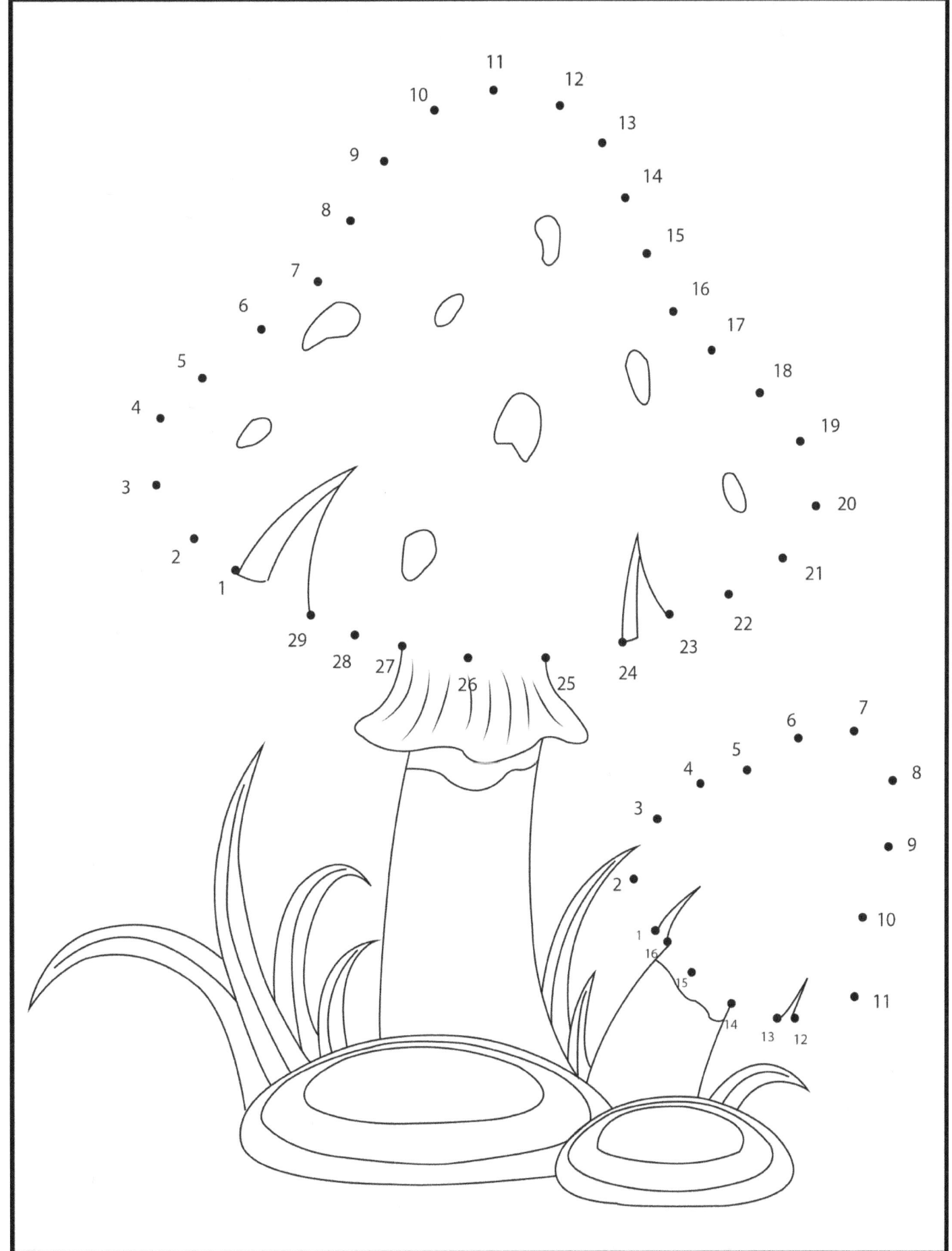

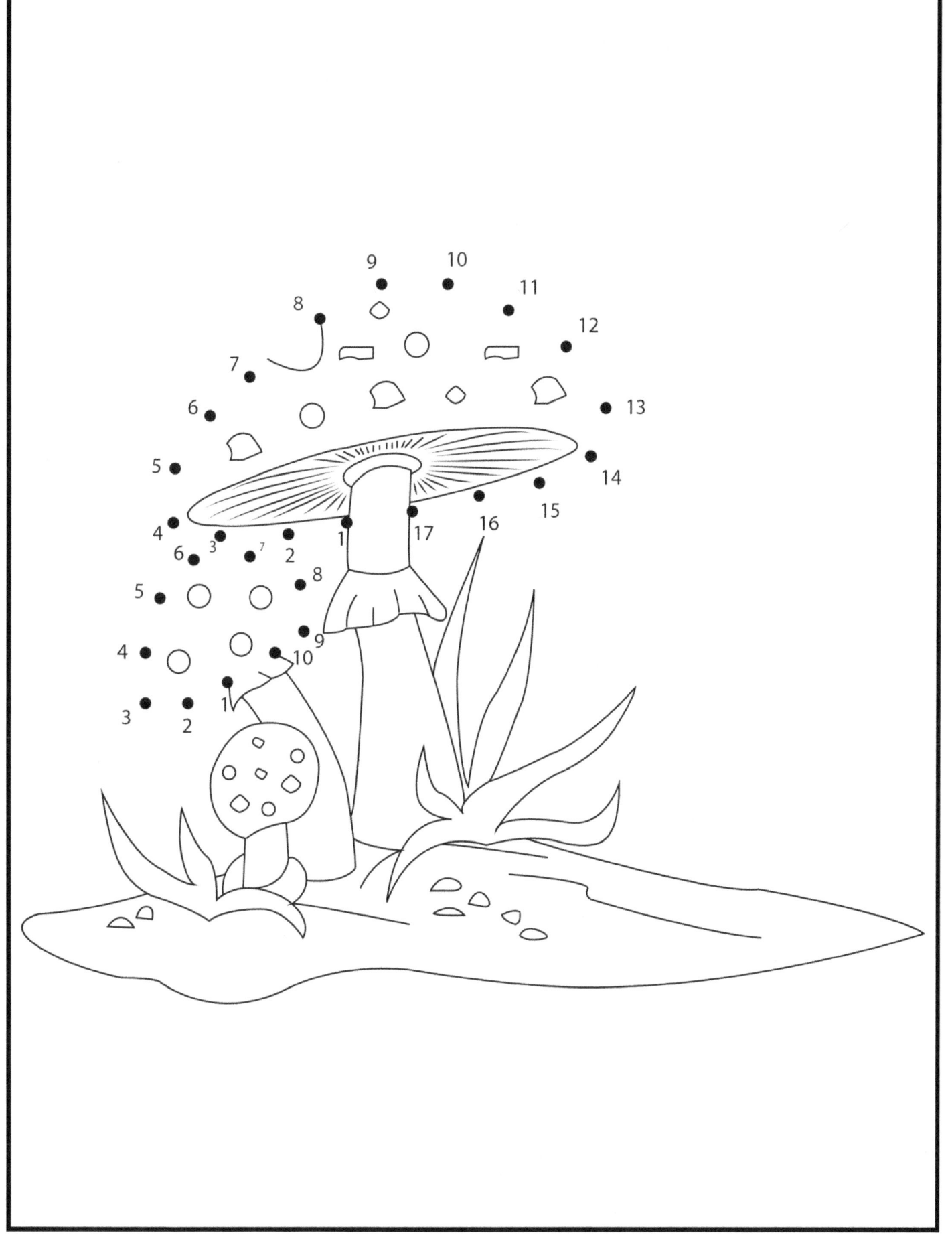

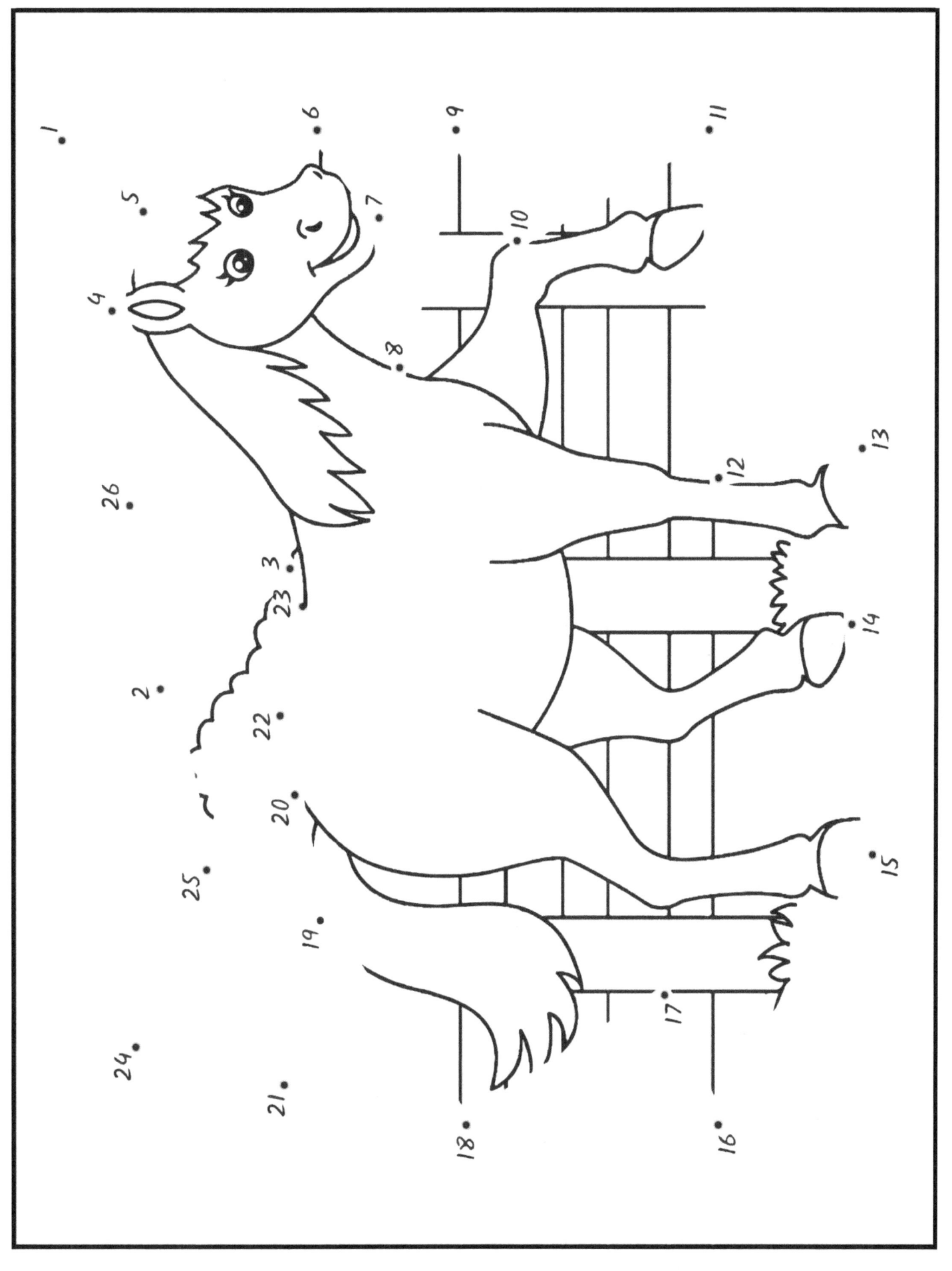

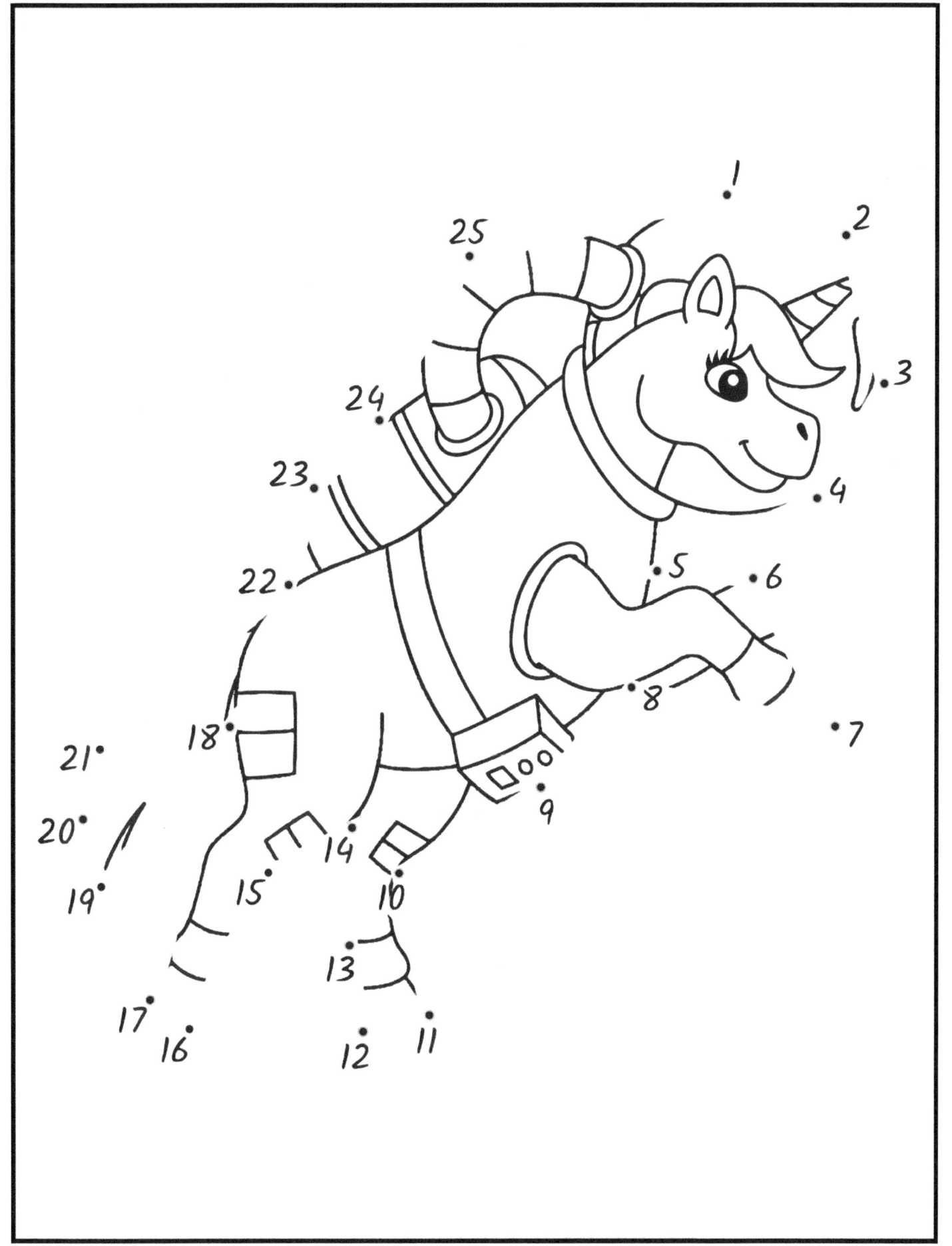

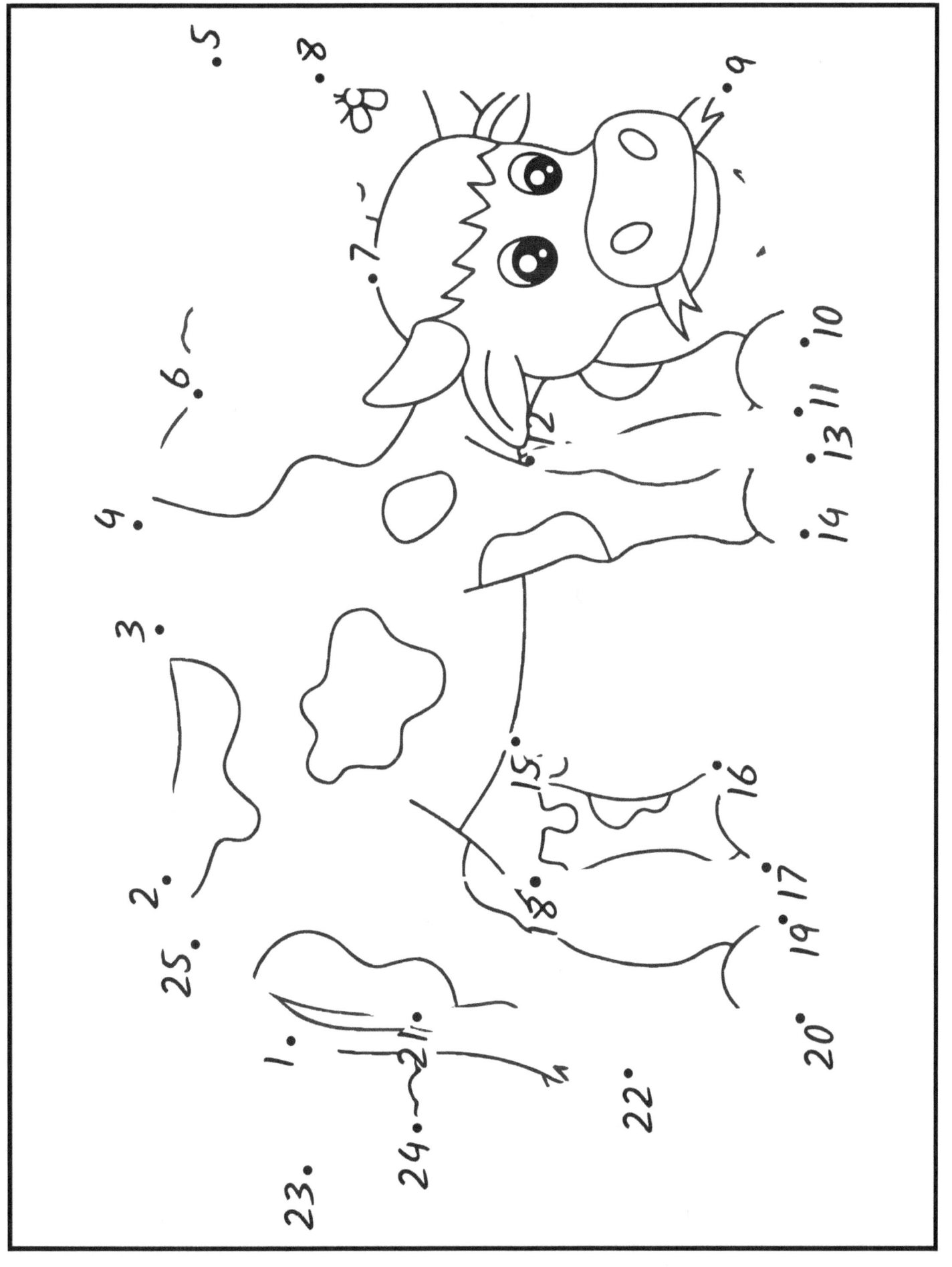

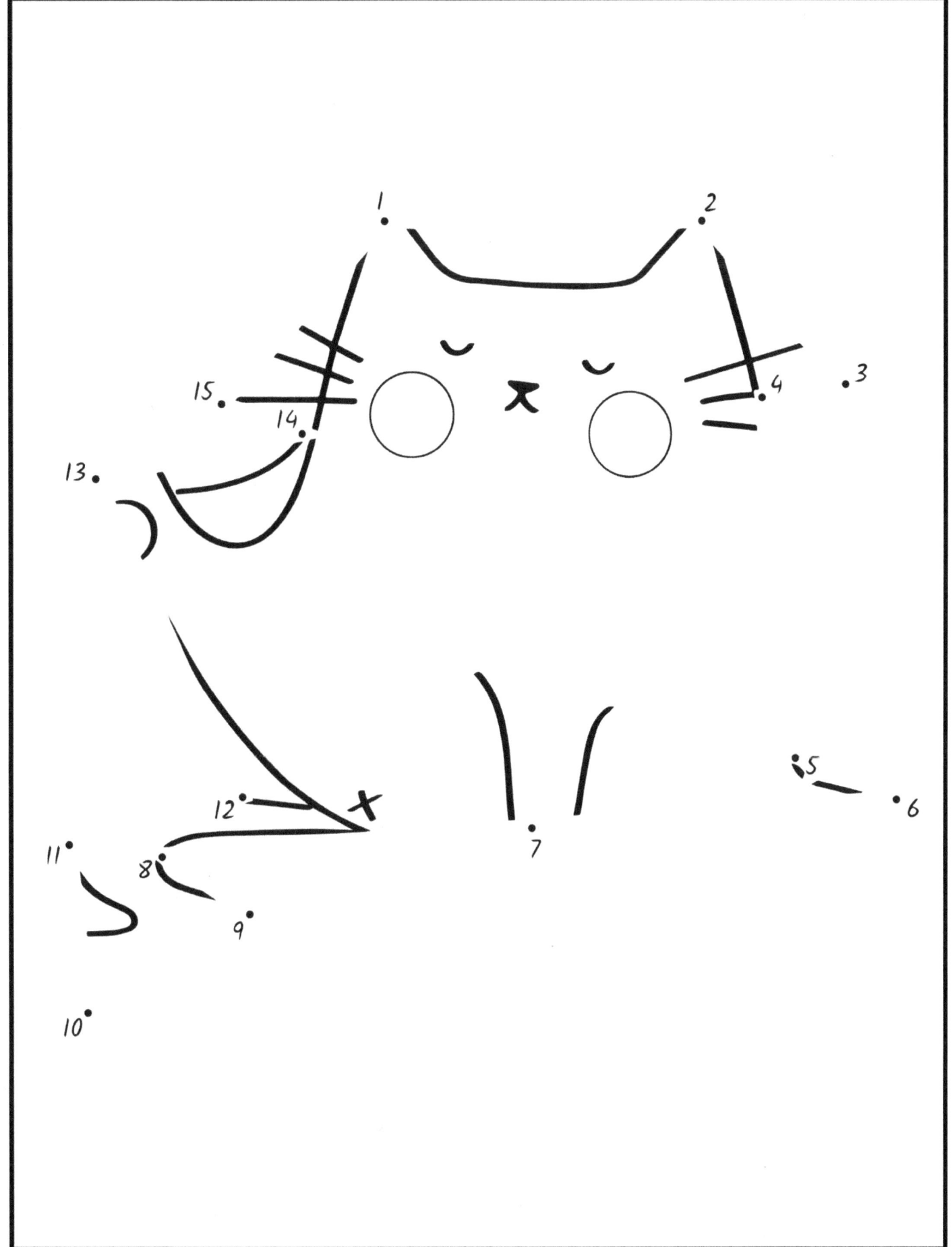

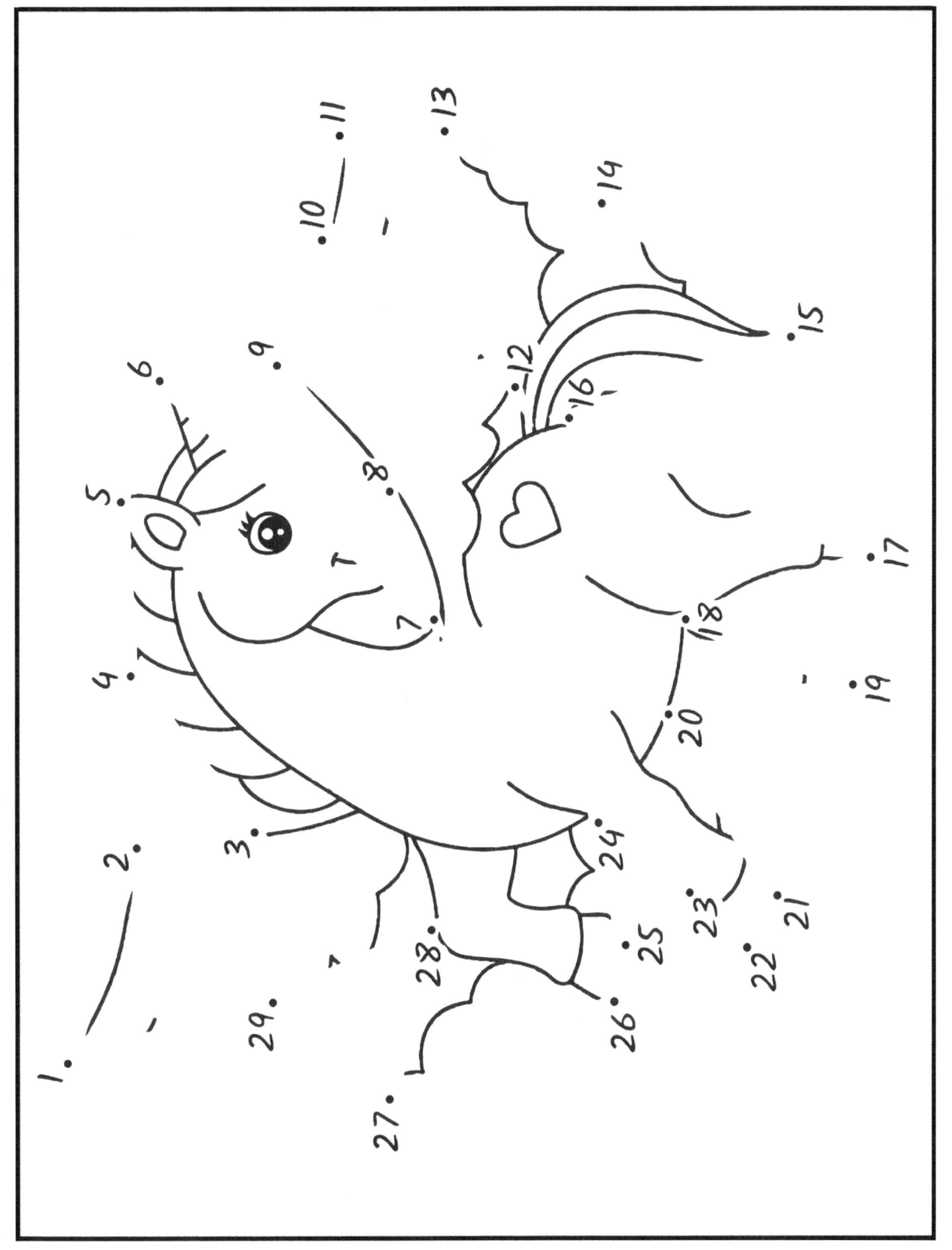

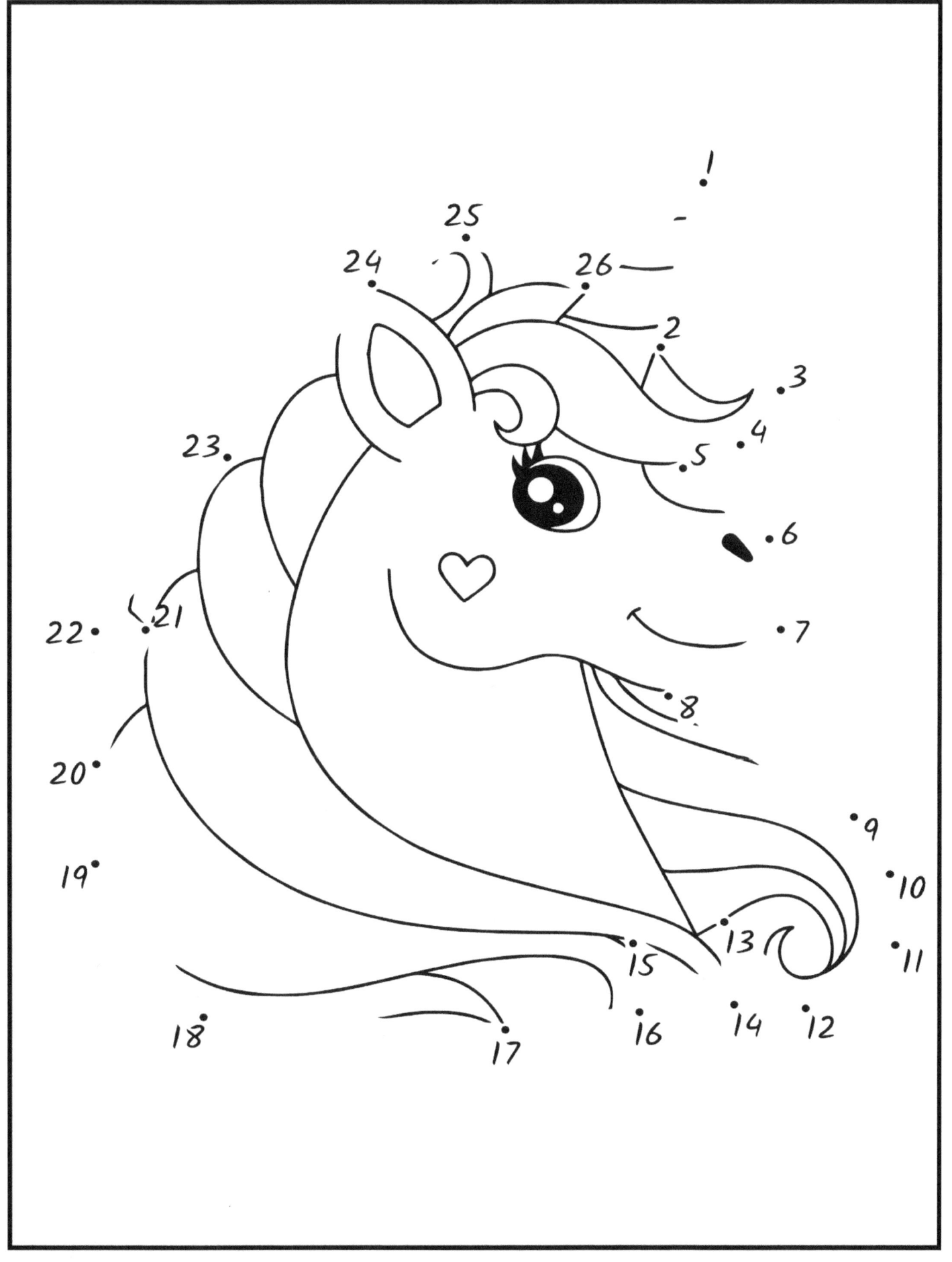

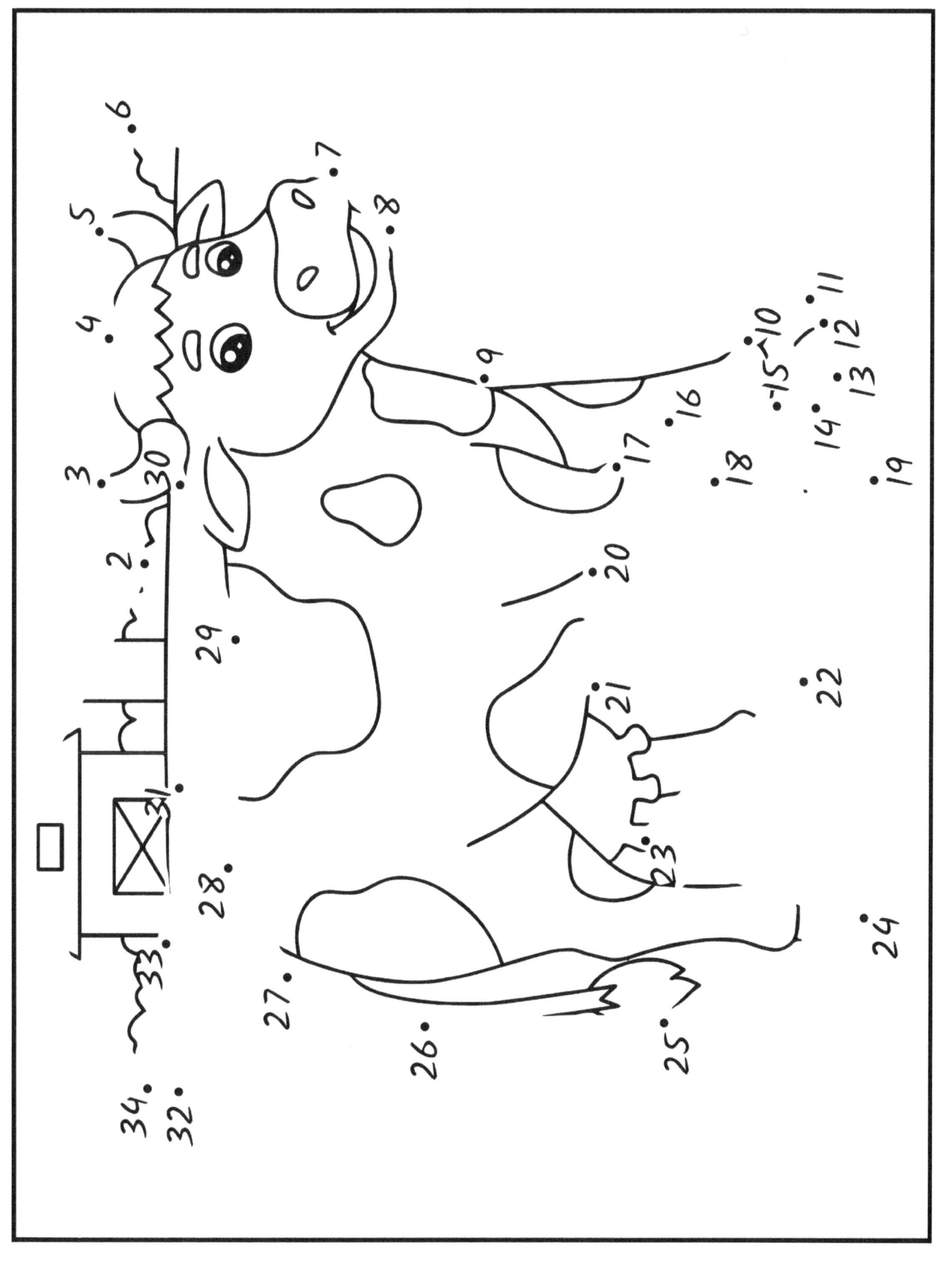

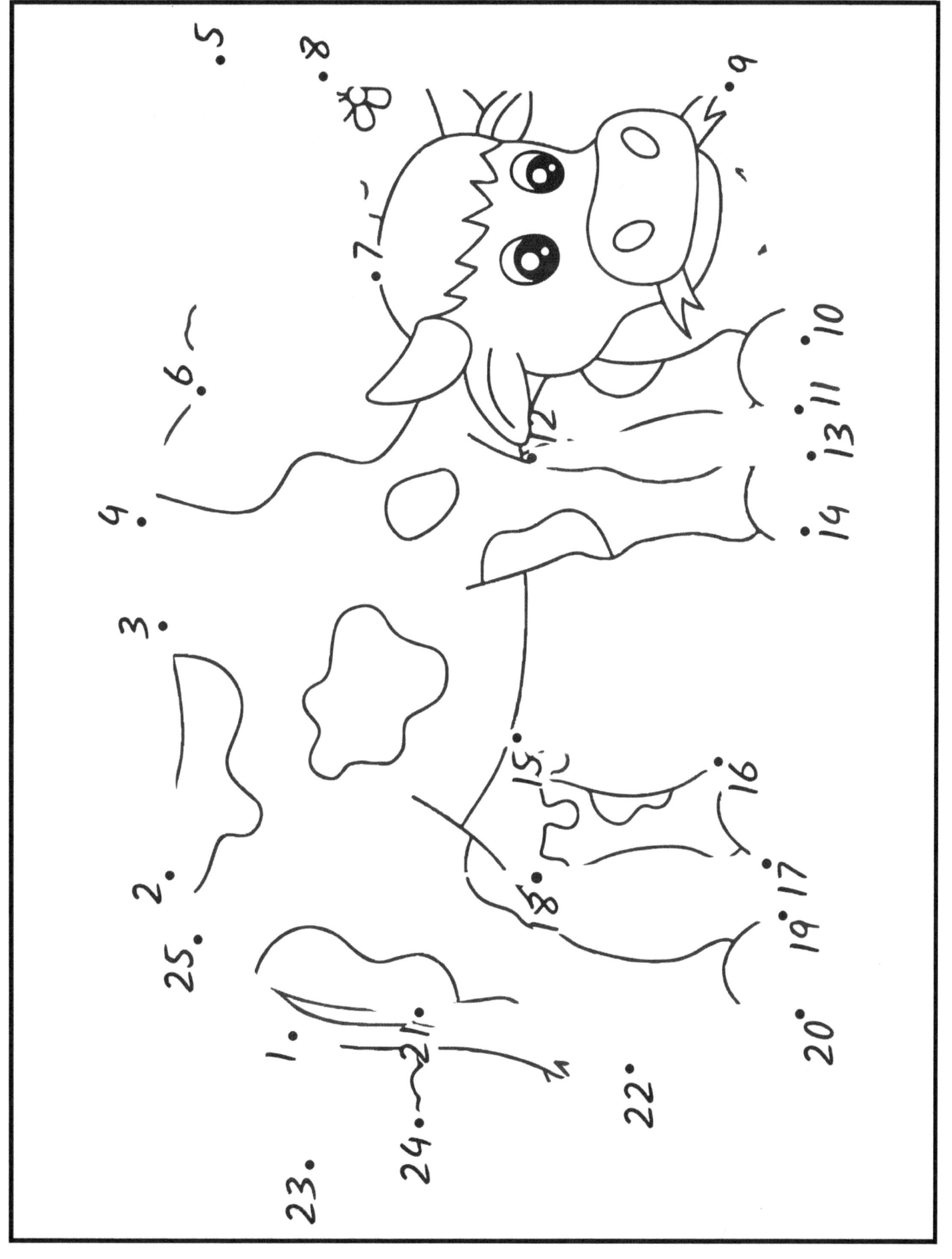

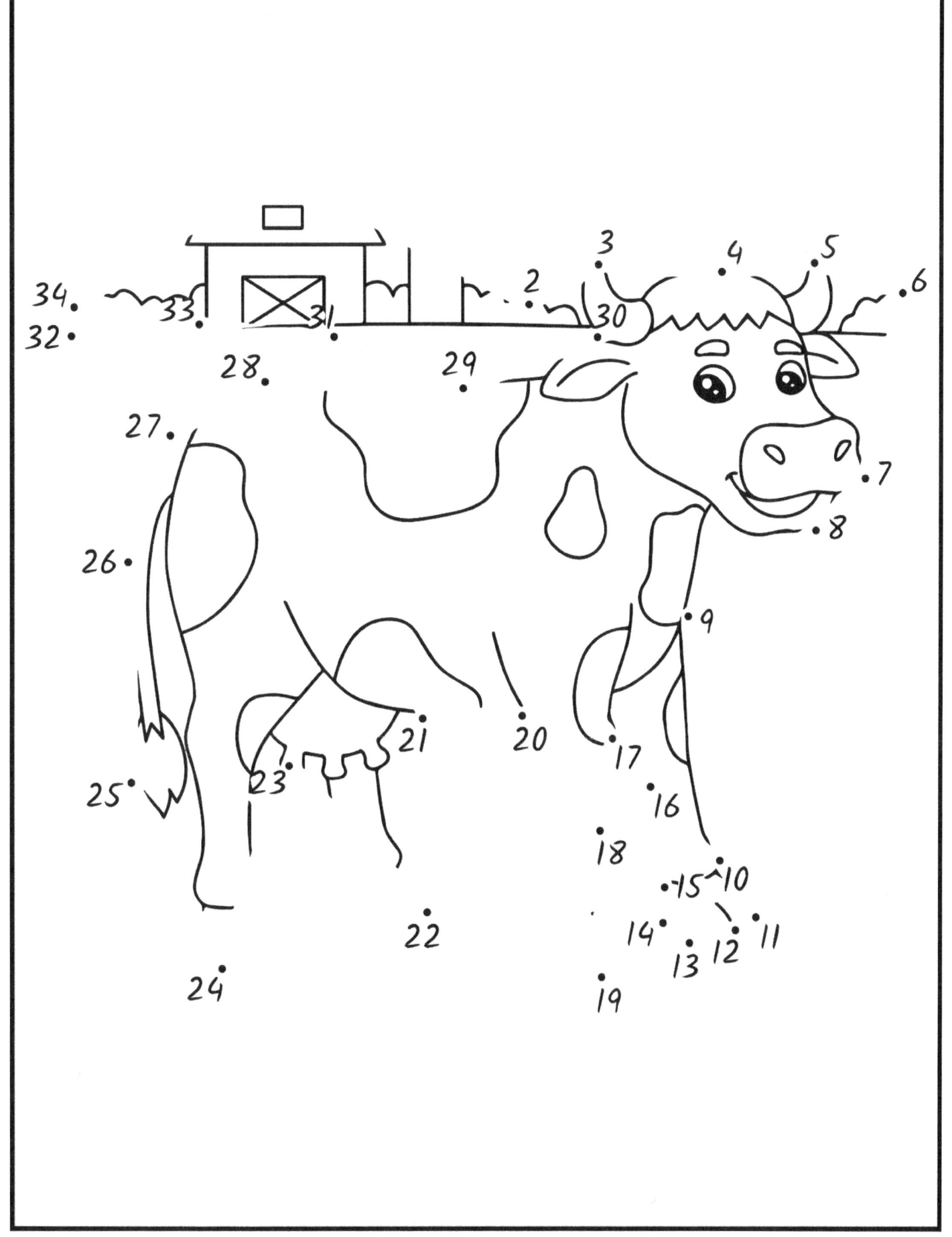

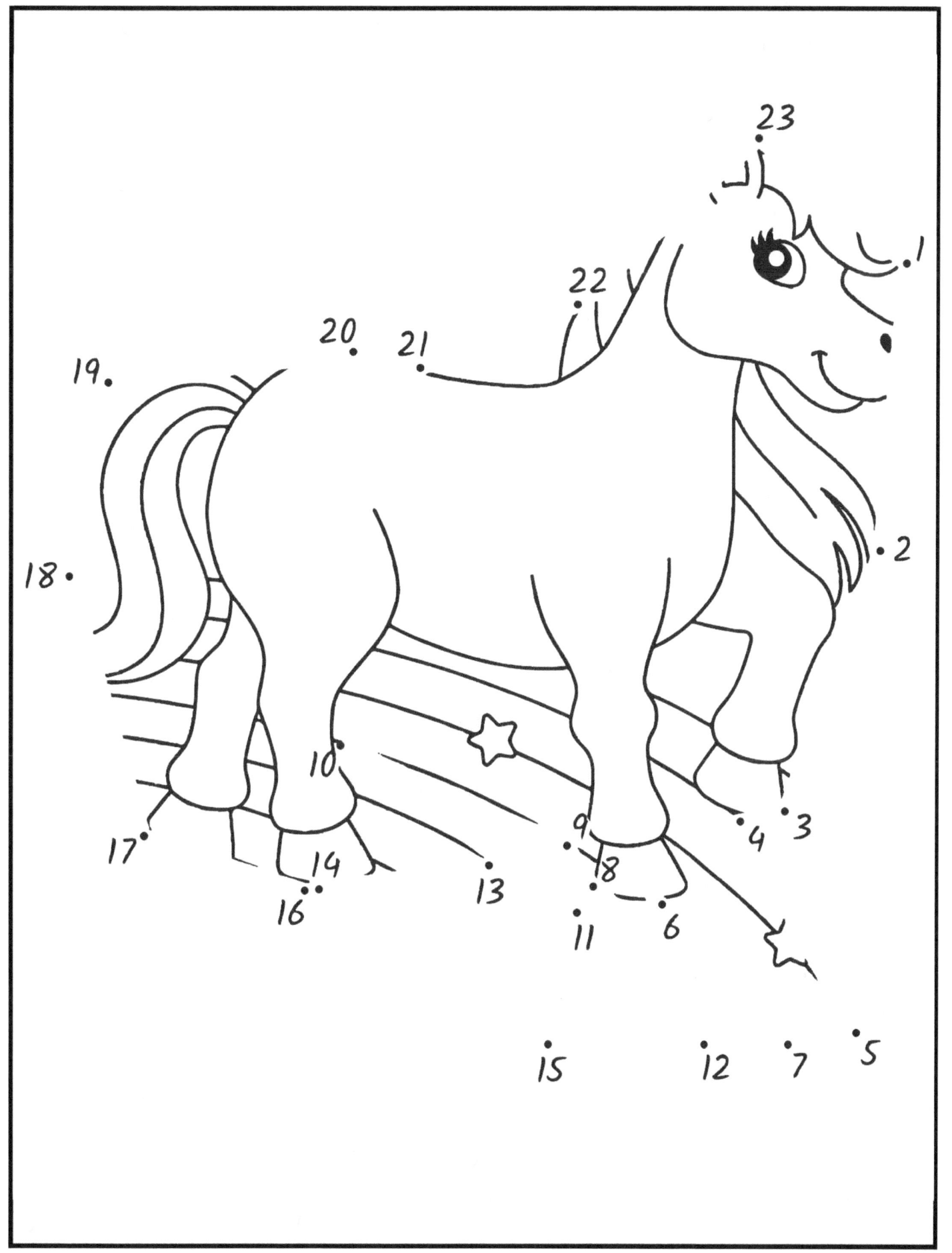

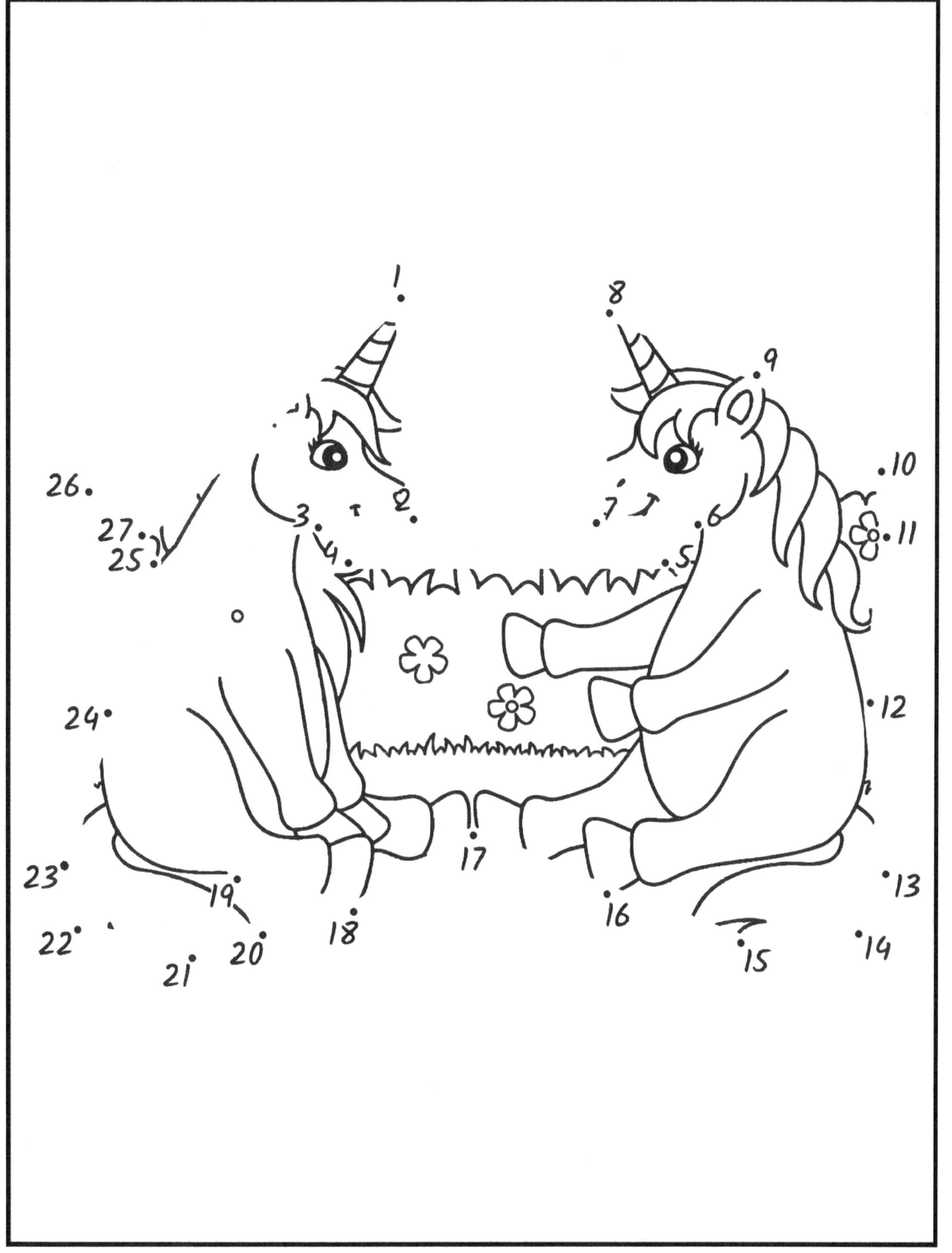

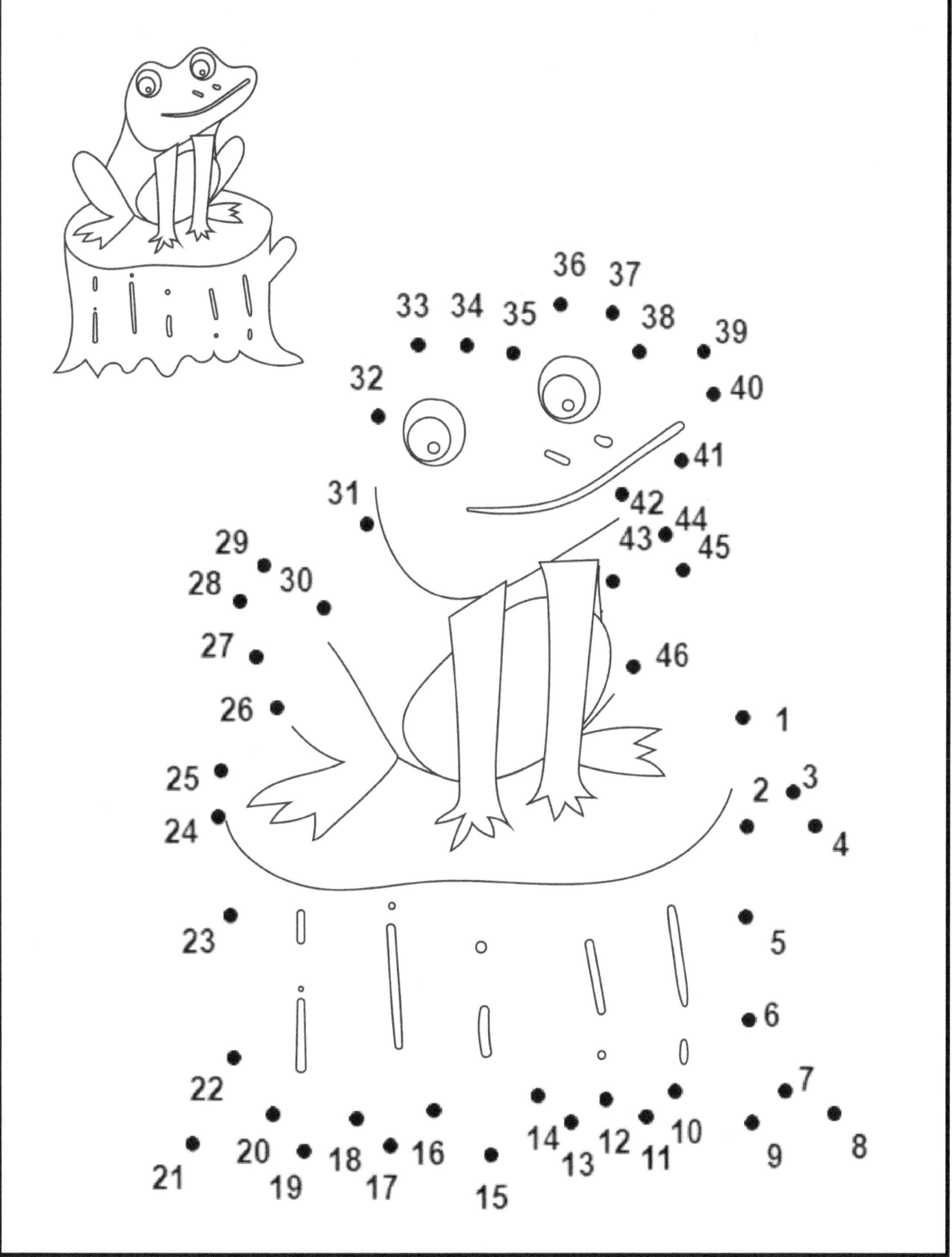

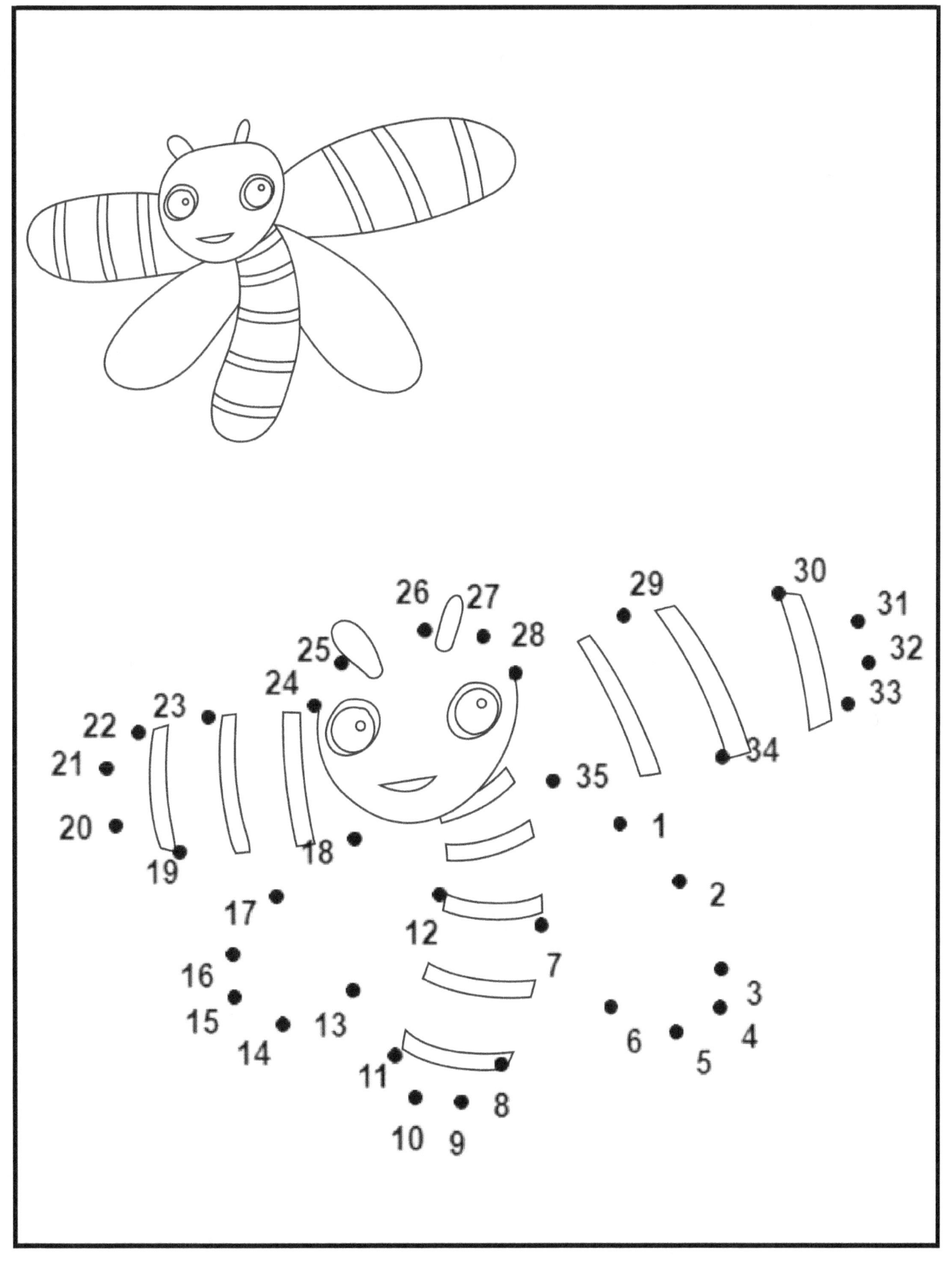

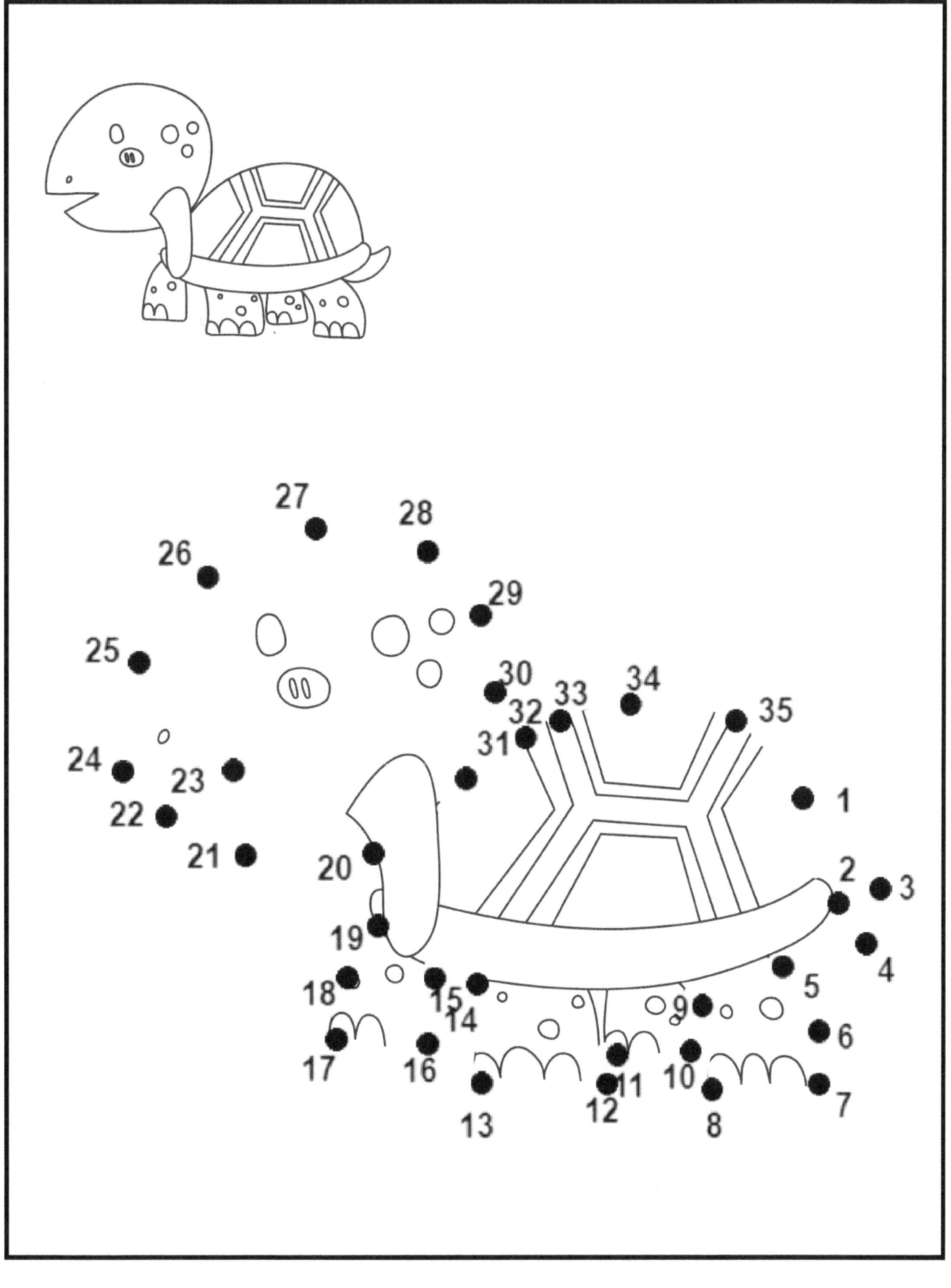

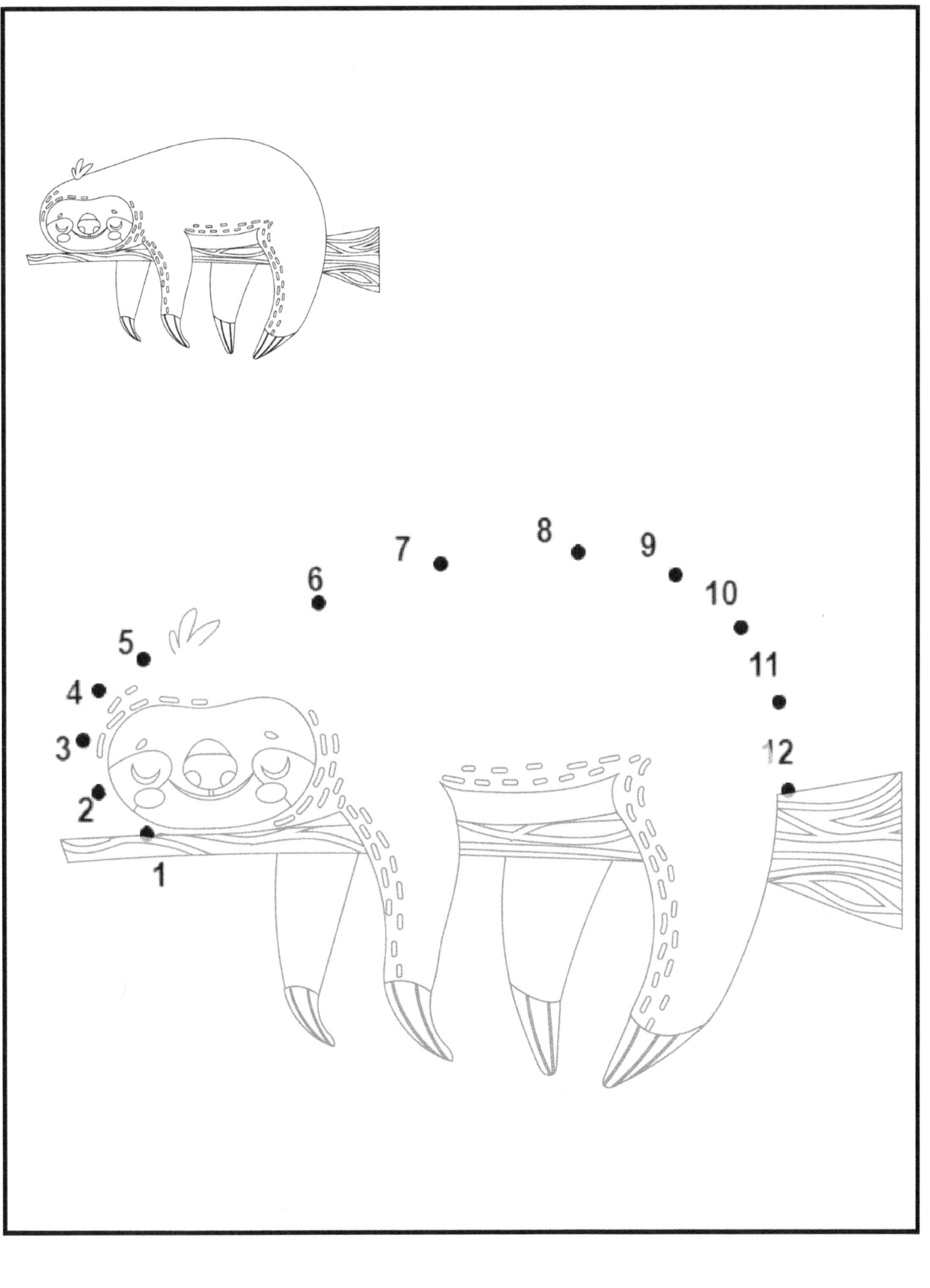

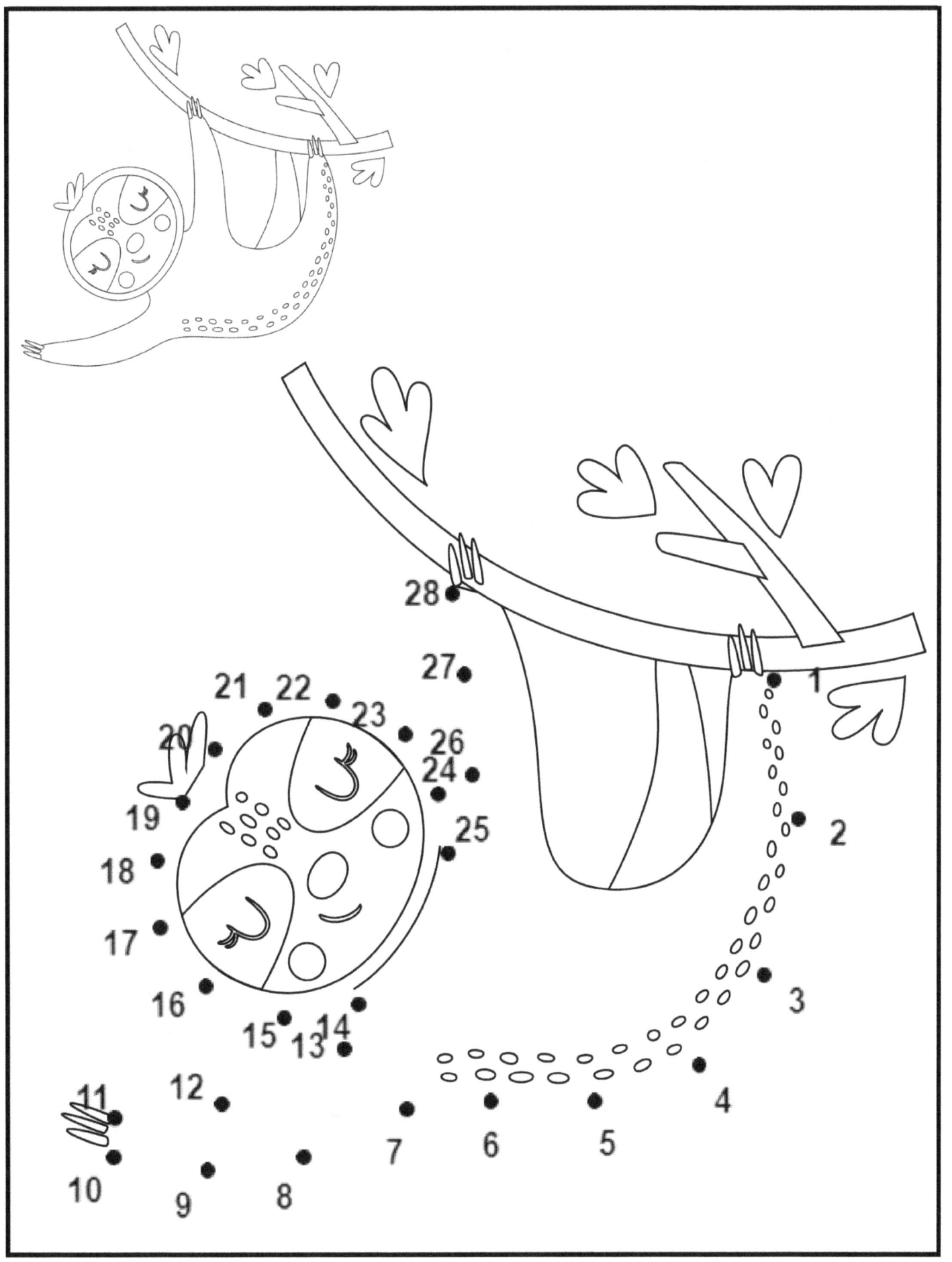

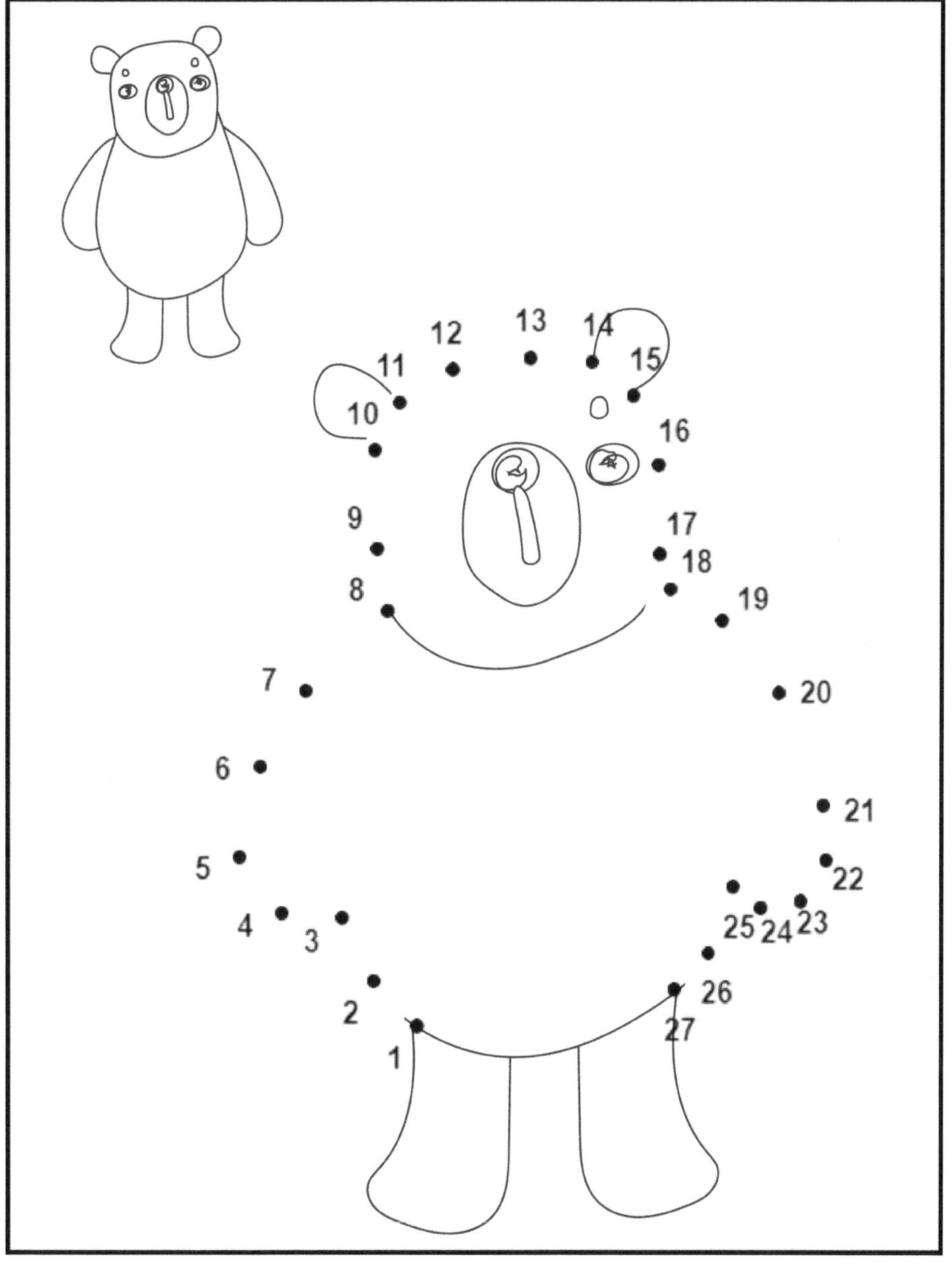

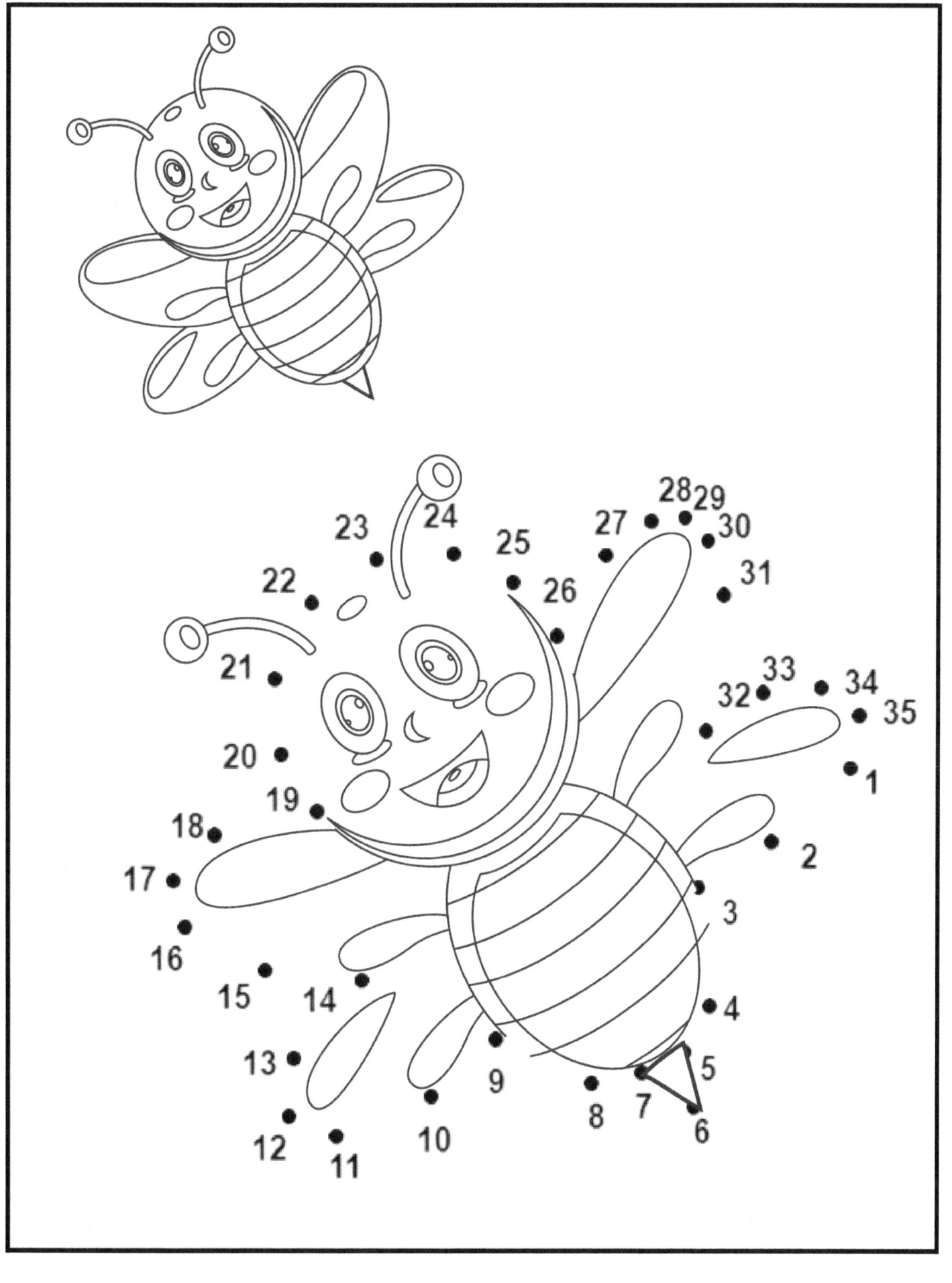

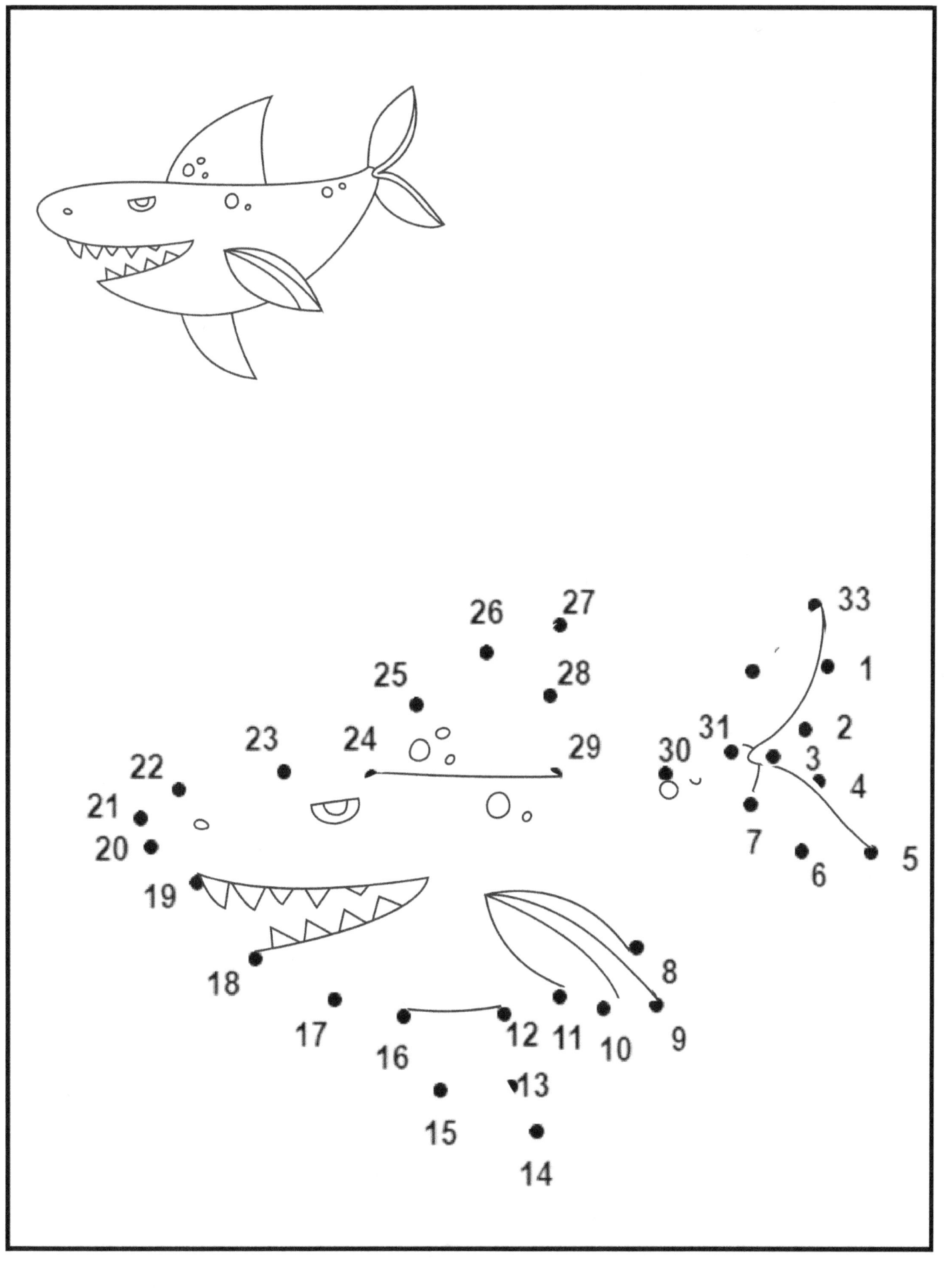

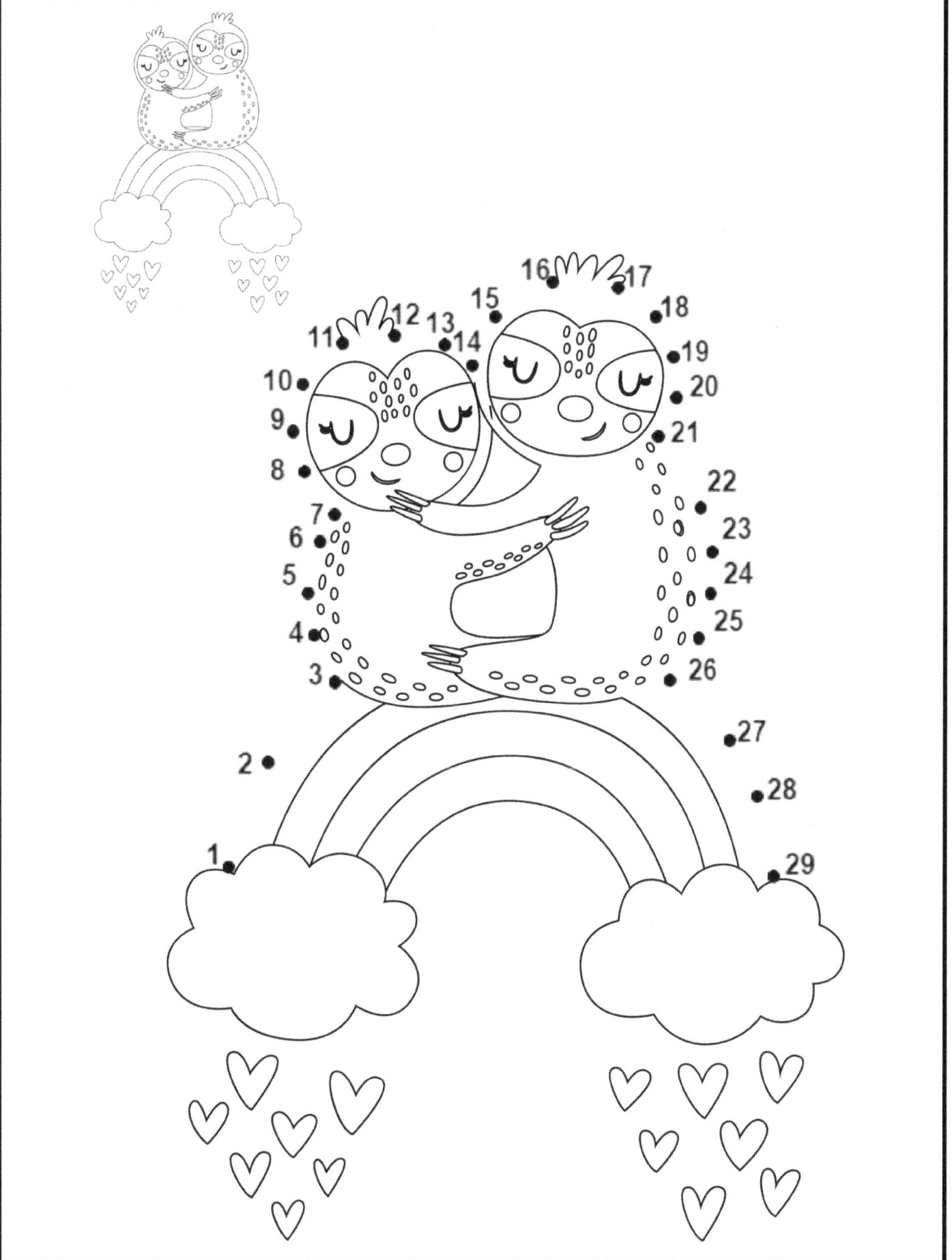

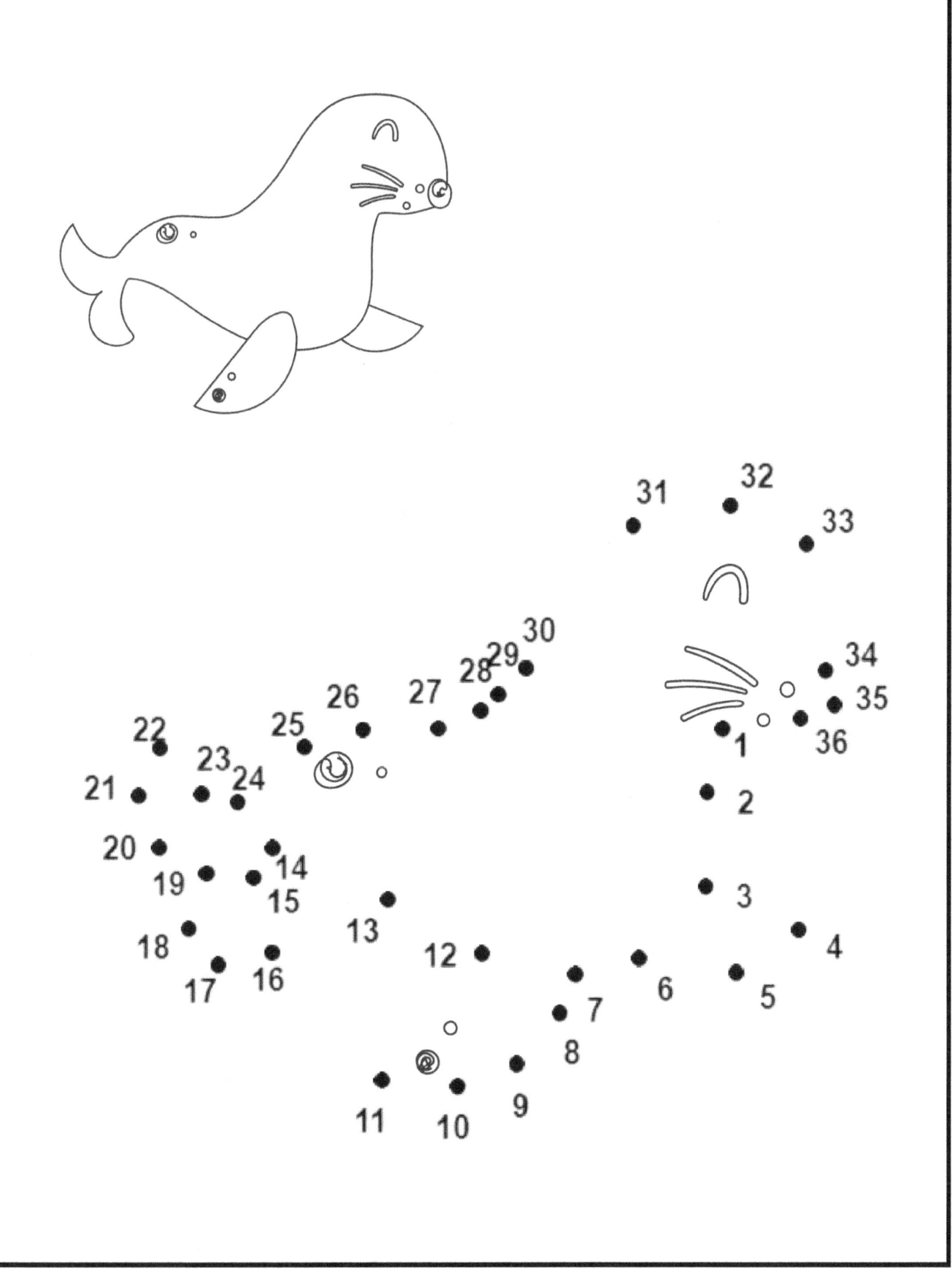

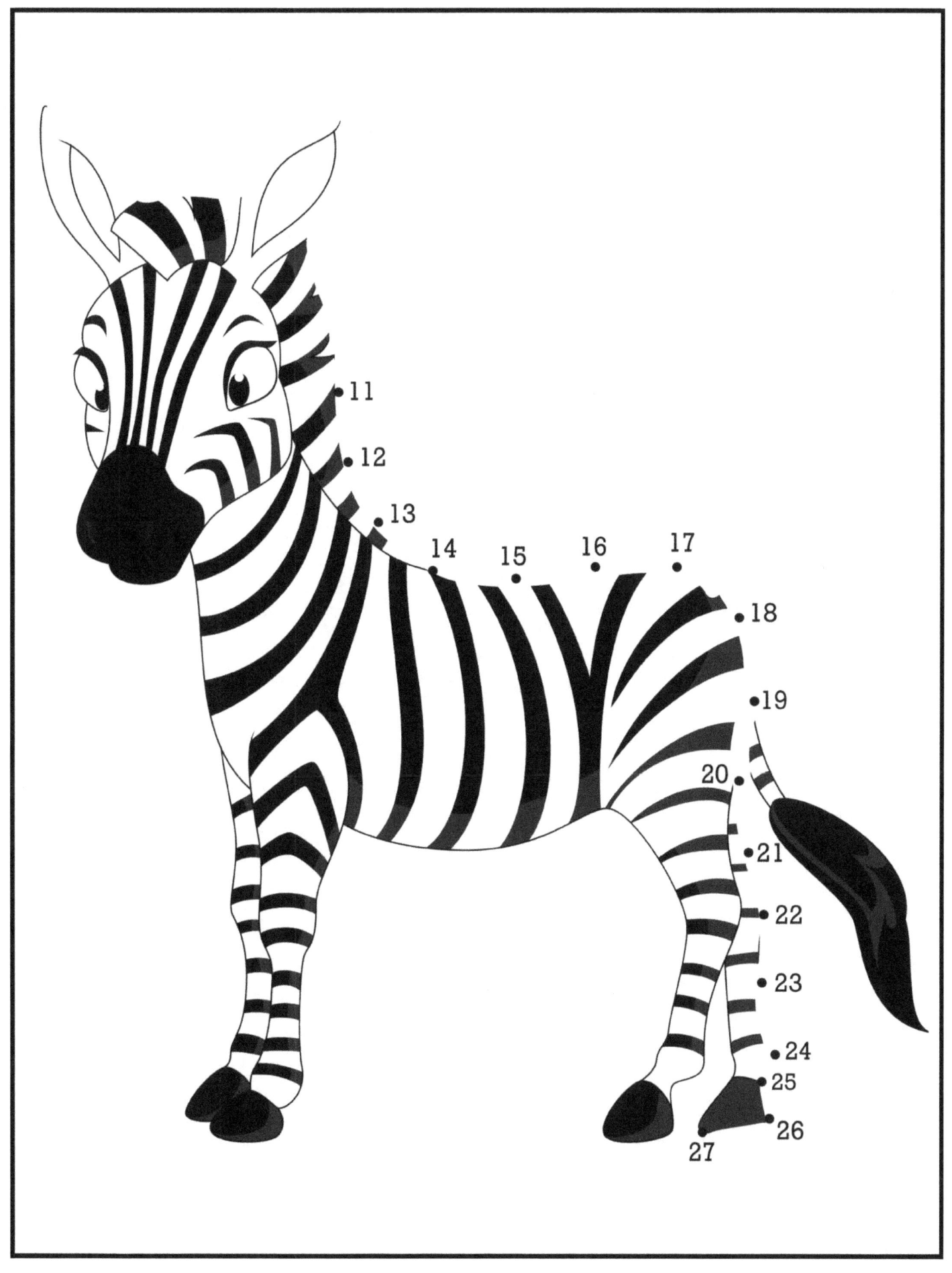

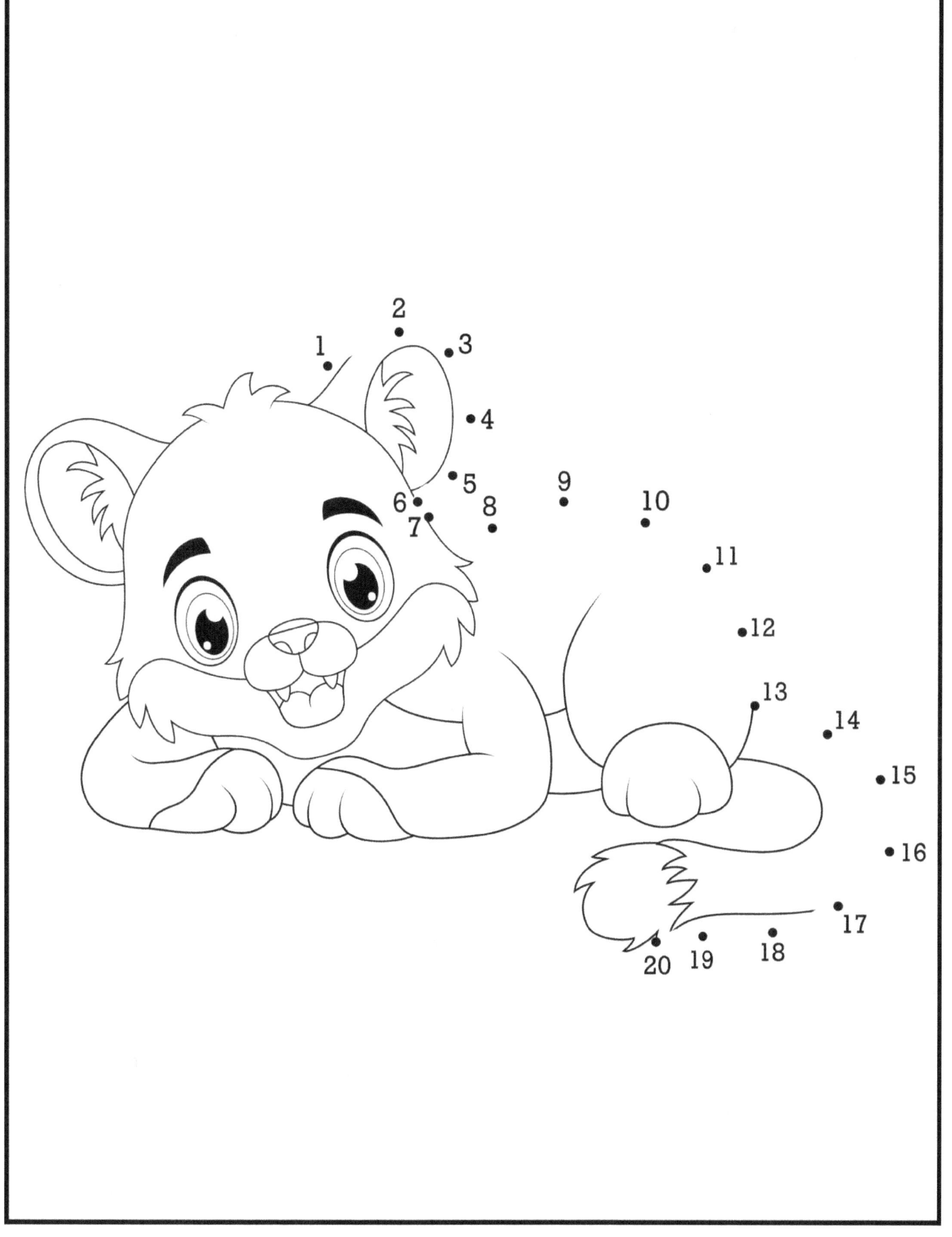

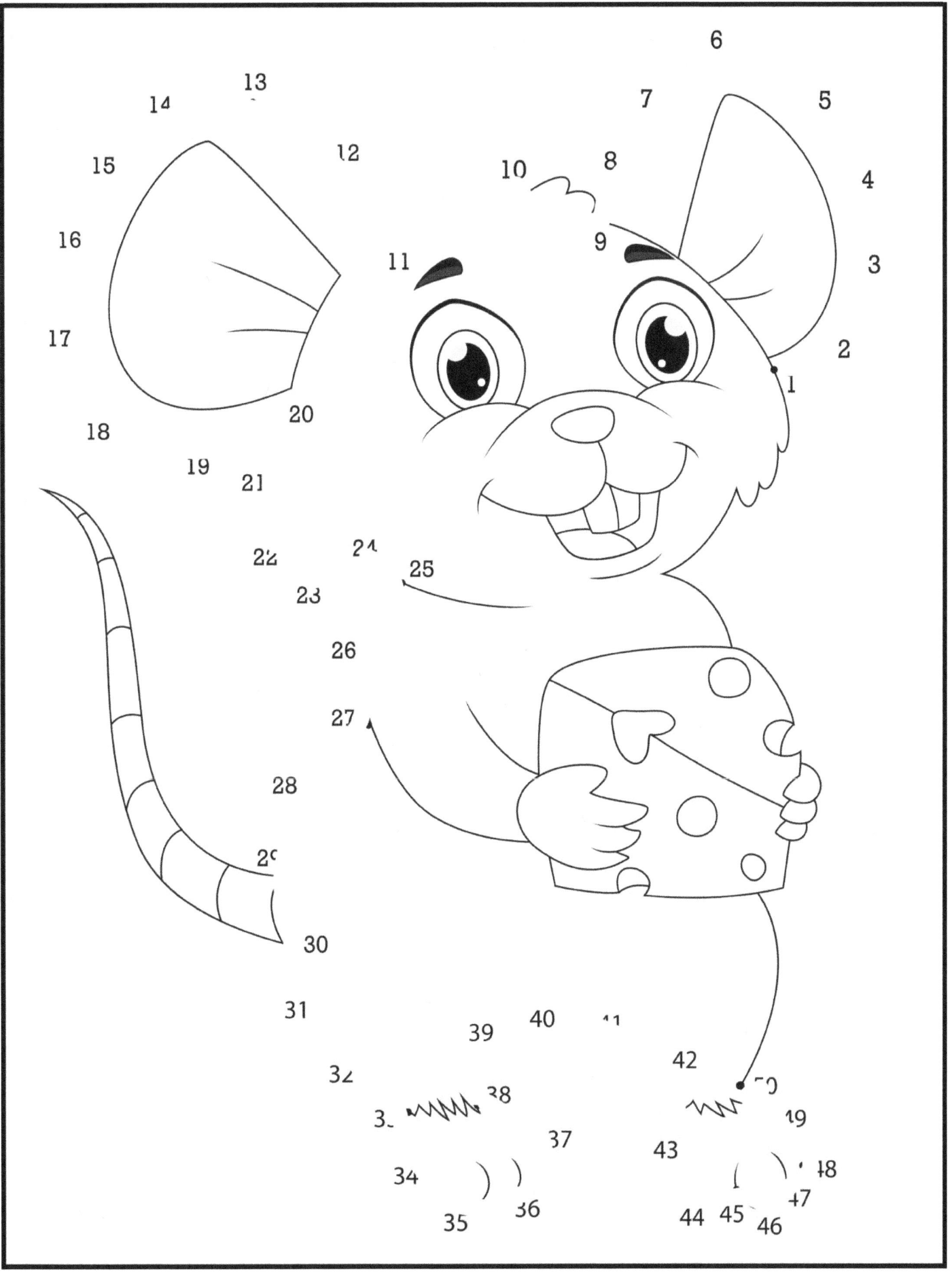

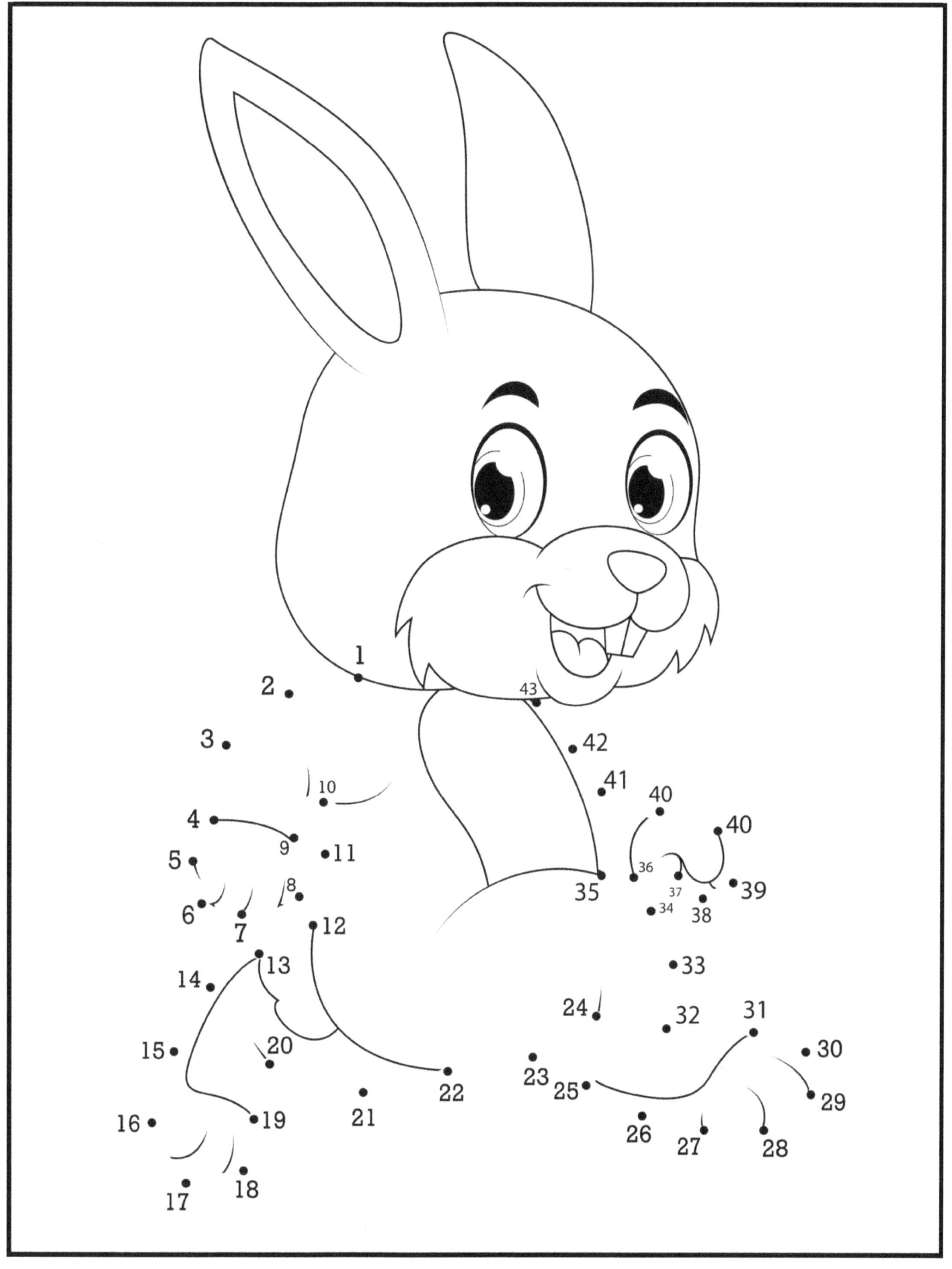

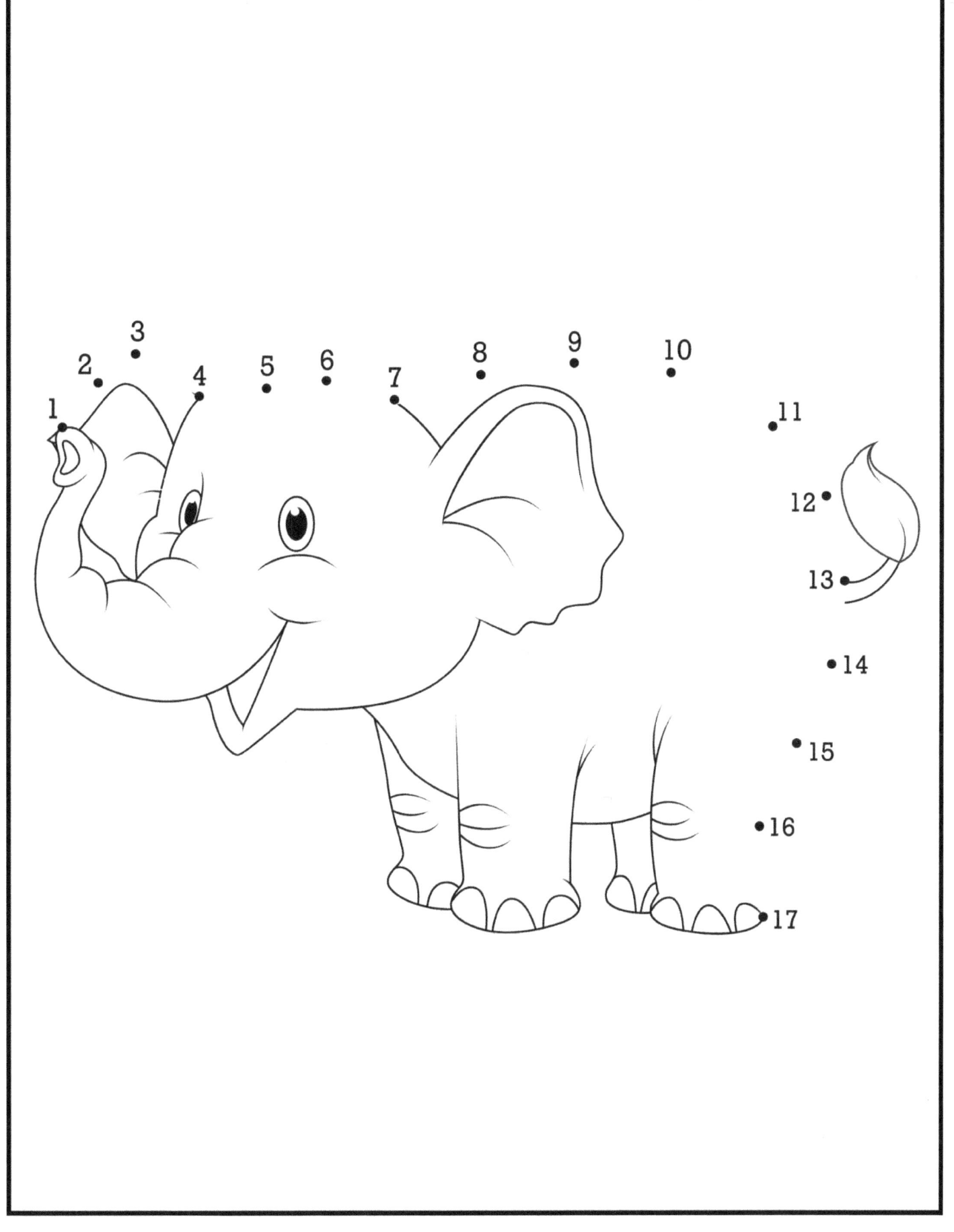

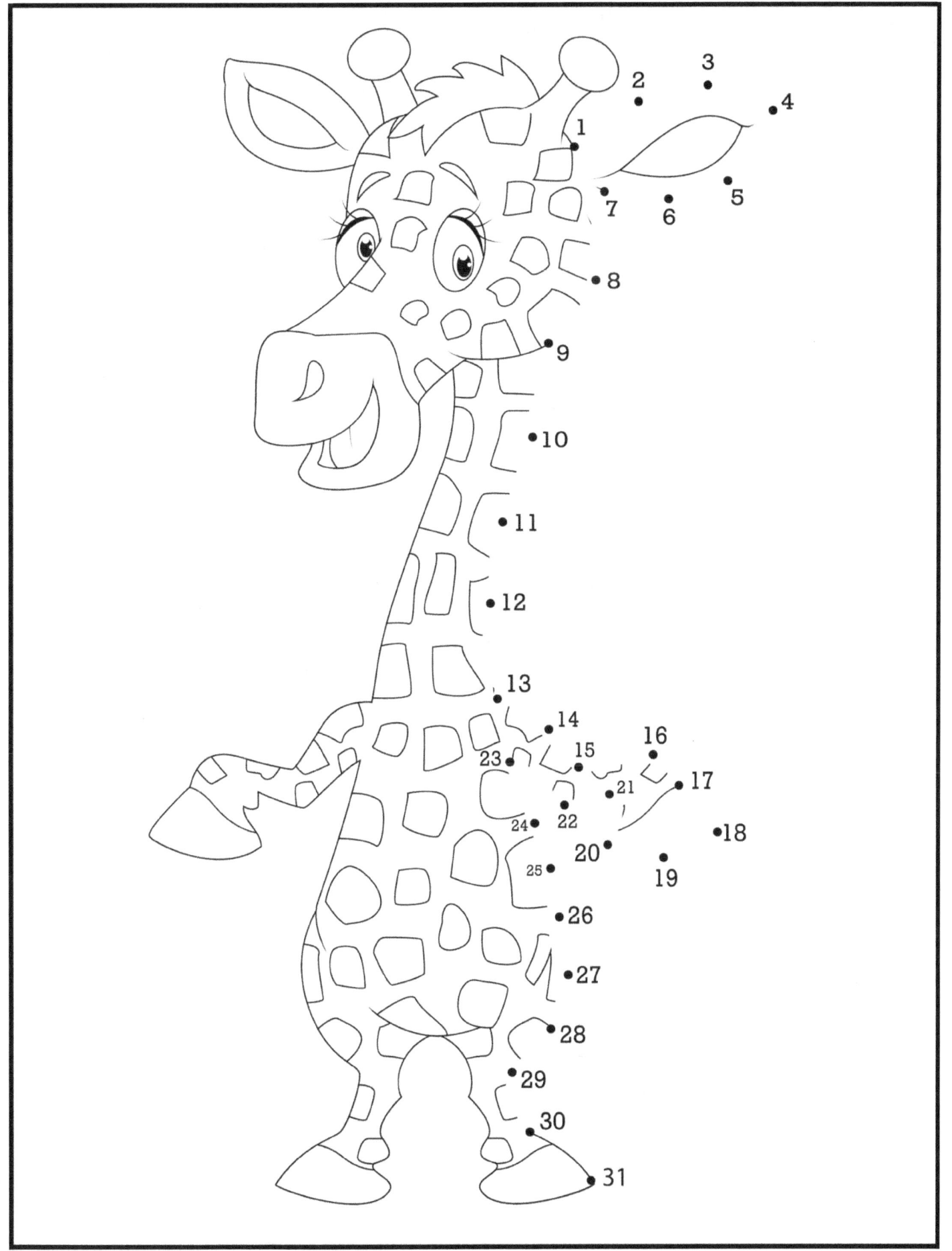

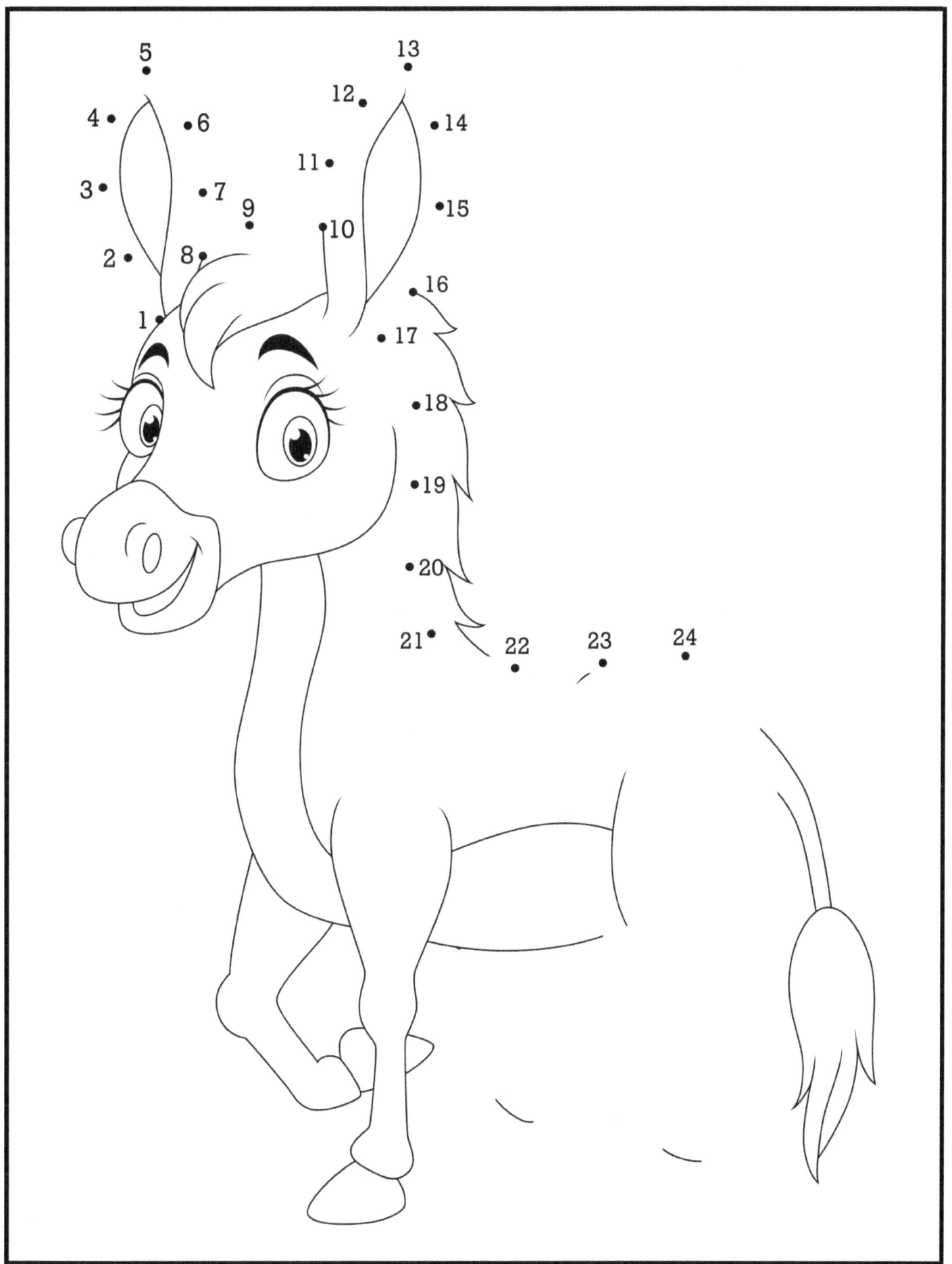

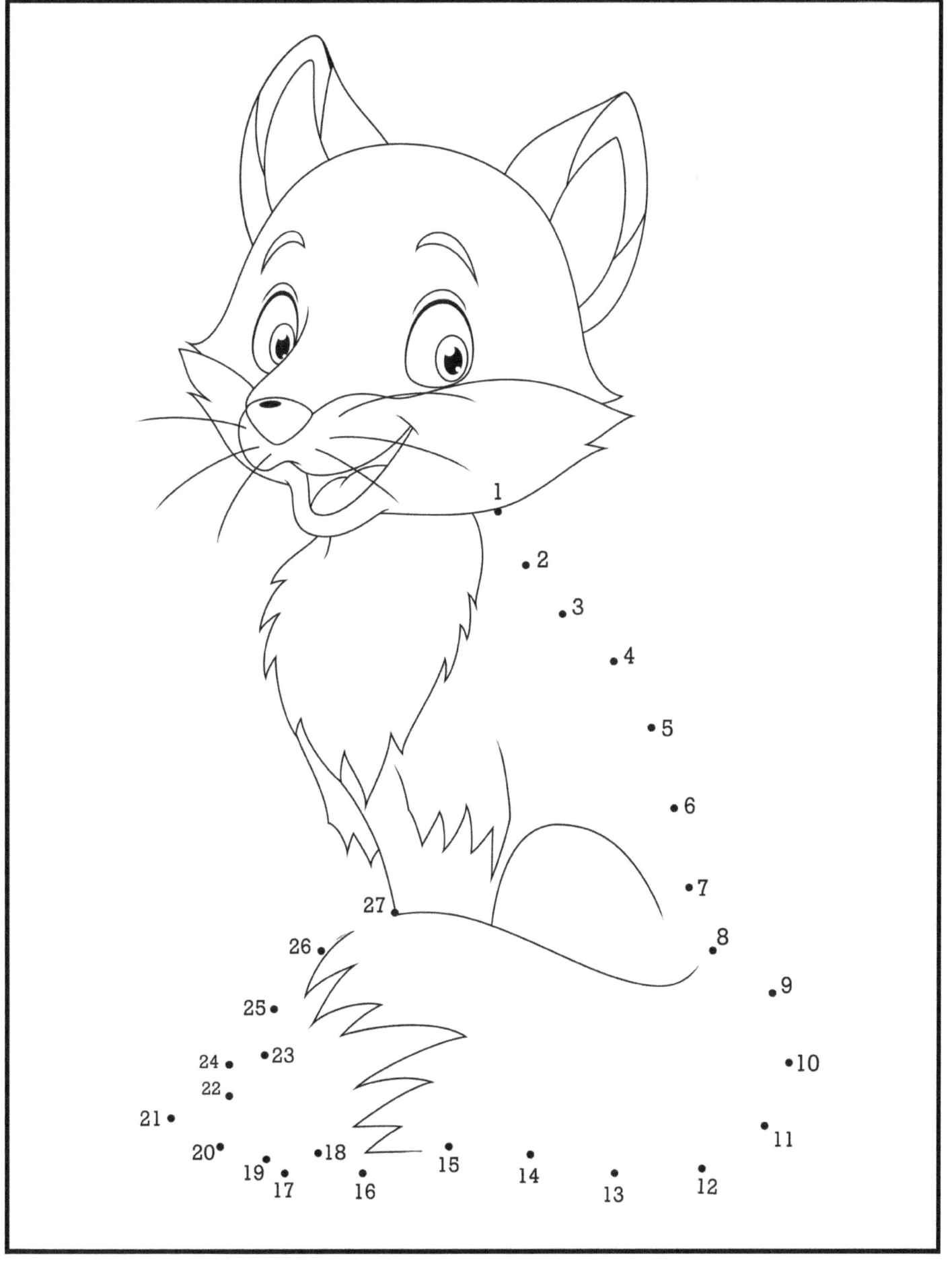

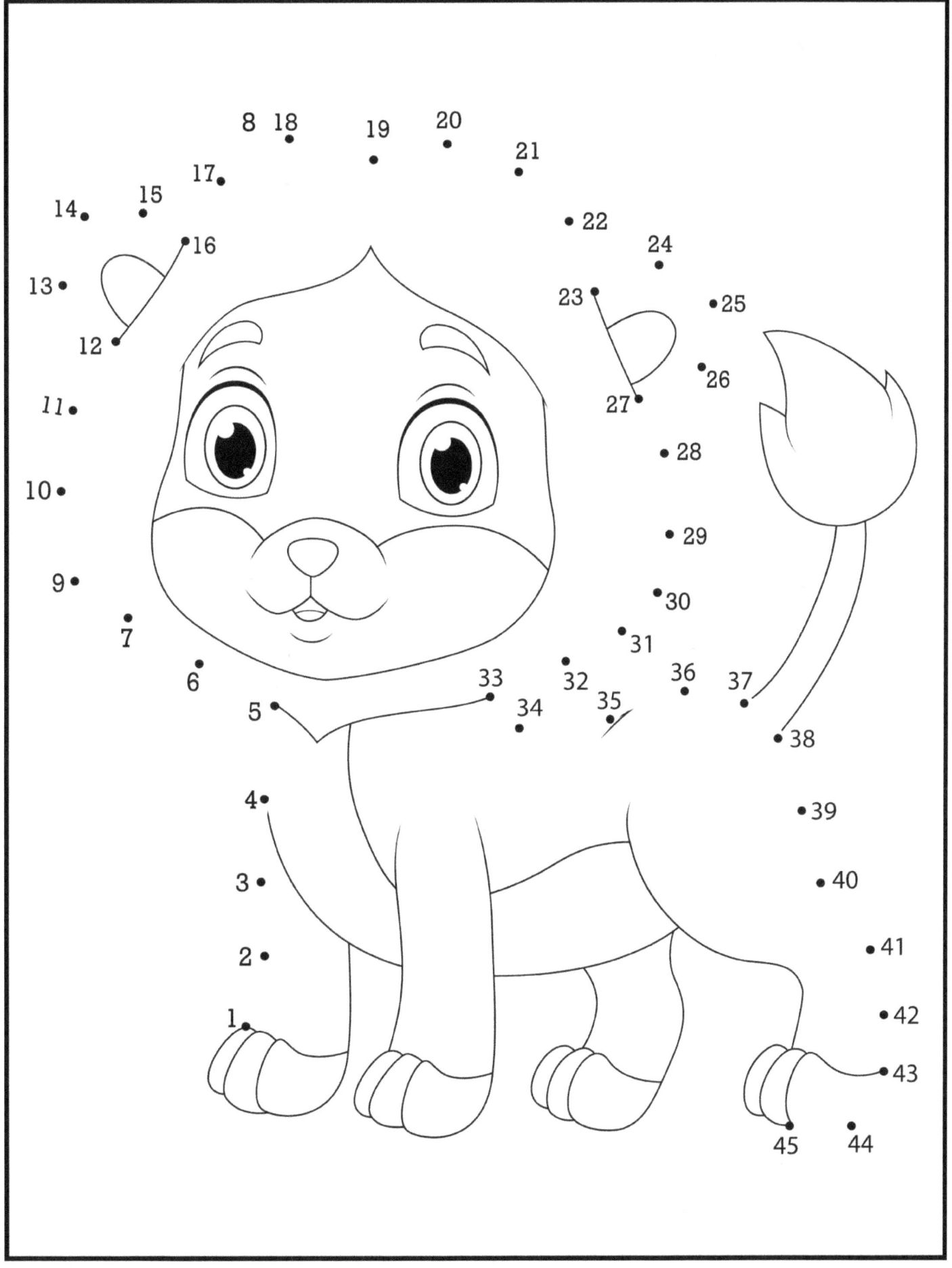

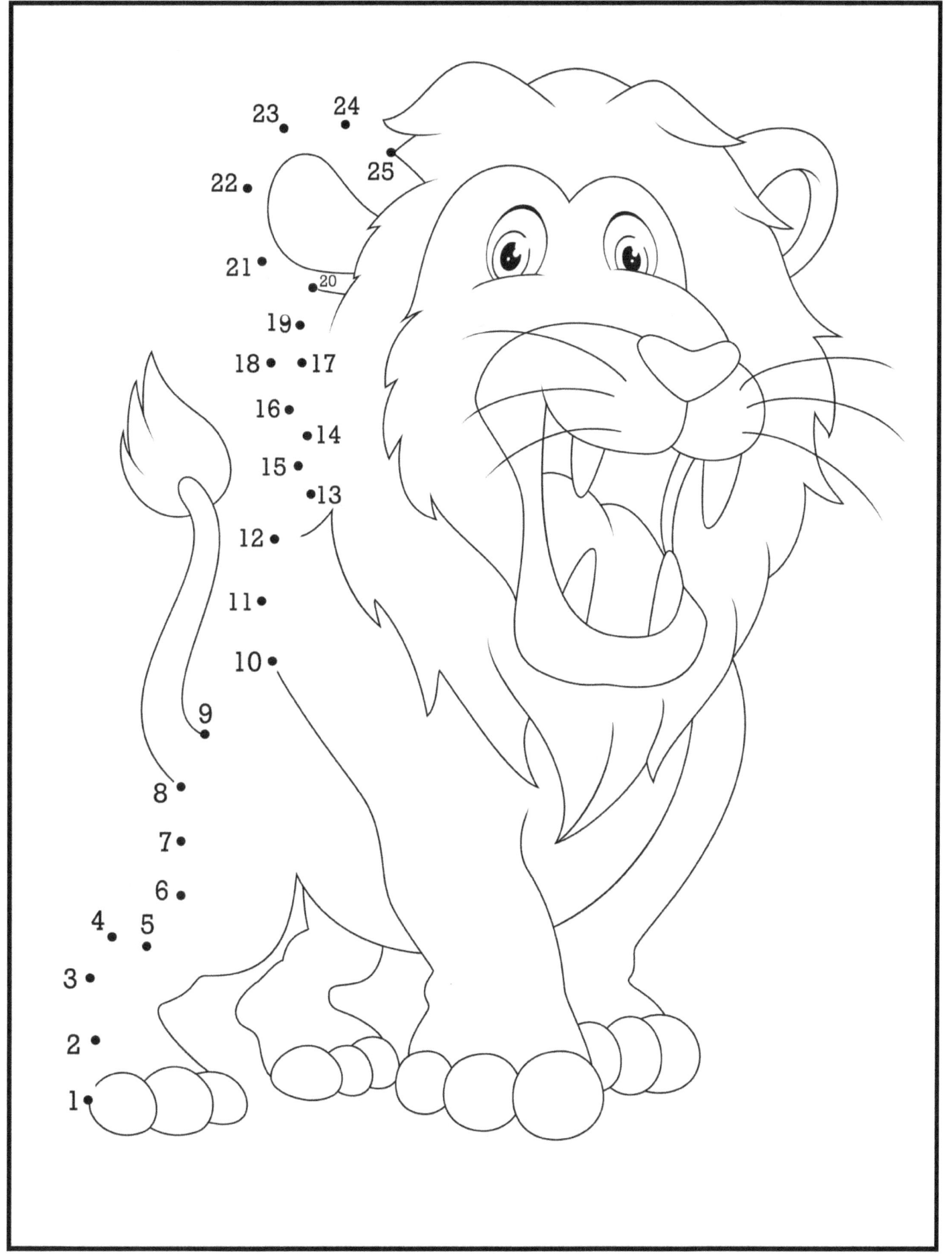

www.ingramcontent.com/pod-product-compliance
Lightning Source LLC
Chambersburg PA
CBHW081114290526
45795CB00006B/2118